Diagnostik und Management der Hypophosphatasie

UNI-MED Verlag AG
Bremen - London - Boston

Hofmann, Christine:
Diagnostik und Management der Hypophosphatasie/Christine Hofmann.-
2. Auflage - Bremen: UNI-MED, 2021
(UNI-MED SCIENCE)
ISBN 978-3-8374-2411-9

Printed in Europe

UNI-MED. Die beste Medizin.

In der Reihe UNI-MED SCIENCE werden aktuelle Forschungsergebnisse zur Diagnostik und Therapie wichtiger Erkrankungen "state of the art" dargestellt. Die Publikationen zeichnen sich durch höchste wissenschaftliche Kompetenz und anspruchsvolle Präsentation aus. Die Autoren sind Meinungsbildner auf ihren Fachgebieten.

Vorwort und Danksagung

Die Hypophosphatasie ist eine seltene erbliche Erkrankung, die in den gängigen Lehrbüchern der Medizin naturgemäß nicht sehr ausführlich dargestellt ist und die auch in der Lehre der Medizin – wie alle seltenen Krankheiten – nur kurz besprochen wird. Es ist daher sinnvoll, für solche seltenen Erkrankungen Monographien zusammenzustellen, die von der Pathogenese über die Diagnostik bis hin zur Therapie die Krankheit ausführlicher darstellen und zur Information für Betroffene und behandelnde Ärzte beitragen können. Die vorliegende Monographie entstand somit auf dem Boden der medizinischen Notwendigkeit, um ein Informationsdefizit auszugleichen und auch auf ausdrücklichen Wunsch der Mitglieder der Selbsthilfeorganisation Hypophosphatasie Deutschland e.V.. Wir haben versucht, diesen Anforderungen in der vorliegenden Monographie gerecht zu werden. Sie fasst zusammen, was wir heute über die Hypophosphatasie wissen und was wir an therapeutischen Möglichkeiten haben. Die letzteren sind selbstverständlich zum Stand der Publikation dieses Buches aktuell, werden jedoch wahrscheinlich sehr schnell und dynamisch weiterentwickelt. Dies sollte man bei der Lektüre berücksichtigen.

Die Monographie entstand durch interdisziplinäre Zusammenarbeit, da die Hypophosphatasie von der Geburt bis zum höheren Alter ein breites Spektrum an unterschiedlichen Manifestationen und Symptomen verursachen kann. Dies erfordert interdisziplinäre Kooperation aller Ärzte, die sich mit bestimmten Lebenszeitspannen befassen, und auch der Ärzte einzelner Organ-bezogener Fachgebiete. Die Herausgeber sind daher sehr dankbar dafür, dass sich Kolleginnen und Kollegen aus allen Bereichen der ärztlichen Versorgung und auch der Grundlagenwissenschaft zur Verfügung gestellt haben, um diese einzelnen Kapitel zu verfassen. Die Interdisziplinarität der Autorinnen und Autoren sieht eine bestmögliche Information in der gesamten Breite der Krankheitsmanifestation vor.

Besonderer Dank für die Entstehung dieses Buches gilt neben den Autorinnen und Autoren auch den Sponsoren und dem Verlag. Naturgemäß ist bei allen Arbeiten, die sich zusätzlich zur routinemäßigen Belastung im Rahmen der Patientenbetreuung und Forschung ergeben, ein langer Atem notwendig, den alle Beteiligten dankenswerterweise gezeigt haben.

Wir danken Frau Sylvia Holzapfel für die hervorragende Unterstützung durch Ihre Koordinations- und Schreibarbeiten bei der Zusammenstellung der Manuskripte.

Wir wünschen dieser Monographie eine weite Verbreitung und hoffen, dass sie zur Information aller Beteiligten einschließlich der Betroffenen beiträgt und den betreuenden Ärzten und auch den Institutionen mit sozialmedizinischer Relevanz eine Hilfestellung ist bei der Beurteilung individueller Situationen.

Würzburg, im Februar 2021 *Die Herausgeber*

Autoren

Prof. Dr. Dr. med. Meinrad Beer
Ärztlicher Direktor der Klinik für Diagnostische und Interventionelle Radiologie
Universitätsklinikum Ulm
Albert-Einstein-Allee 23
89081 Ulm

Kap. 7.

Gerald Brandt, MA
1. Vorsitzender Hypophosphatasie Deutschland e.V.
Rottendorfer Straße 1
97072 Würzburg

Kap. 12.

Prof. em. Dr. med. Hartmut Collmann
Universitätsklinikum Würzburg
Pädiatrische Neurochirurgie
Josef-Schneider-Straße 11
97080 Würzburg

Kap. 7.

Waltraud Eberle
Universitätsklinikum Würzburg
Ernährungsberaterin/DGE
Kinderpoliklinik Bau D6
Josef-Schneider-Straße 2
97080 Würzburg

Kap. 7.

Priv.-Doz. Dr. rer. nat. Regina Ebert
Bernhard-Heine-Centrum für Bewegungsforschung
Universität Würzburg
Friedrich-Bergius-Ring 15
97076 Würzburg

Kap. 2., 3.

Dr. med. Franca Genest
Orthopädische Universitätsklinik
König-Ludwig-Haus
Brettreichstraße 11
97074 Würzburg

Kap. 7., 9.

Prof. Dr. med. Hermann Girschick
Leiter der Vivantes Klinik für Kinder- und Jugendmedizin im Friedrichshain
Landsberger Allee 49
10249 Berlin

Kap. 1., 7., 9., 11.

Dr. rer. nat. Stephanie Graser
Bernhard-Heine-Centrum für Bewegungsforschung
Universität Würzburg
Friedrich-Bergius-Ring 15
97076 Würzburg

Kap. 2., 3., 4., 5., 11.

Priv.-Doz. Dr. med. Christine Hofmann
Universitätsklinikum Würzburg
Kinderklinik und Poliklinik
Abteilung für Pädiatrische Rheumatologie und Osteologie
Josef-Schneider-Straße 2
97080 Würzburg

Kap. 1., 4., 5., 7., 9., 11.

Prof. Dr. med. Franz Jakob
Bernhard-Heine-Centrum für Bewegungsforschung
Universität Würzburg
Friedrich-Bergius-Ring 15
97076 Würzburg

Kap. 1., 2., 3., 5., 9., 11.

Priv.-Doz. Dr. med. Erdmute Kunstmann
Biozentrum Universität Würzburg
Praxis für Humangenetik
Theodor-Boveri-Weg 11
97074 Würzburg

Kap. 6.

Prof. Dr. med. Steffen Kunzmann
Klinik für Neonatologie und pädiatrische Intensivmedizin
Bürgerhospital Frankfurt
Nibelungenallee 37-41
60318 Frankfurt

Kap. 7.

Dr. rer. nat. Birgit Mentrup
Orthopädisches Zentrum für Muskuloskelettale Forschung
Universität Würzburg
Friedrich-Bergius-Ring 15
97076 Würzburg

Kap. 4., 5., 11.

Prof. Dr. Dr. med. Ute Moog
Institut für Humangenetik
Im Neuenheimer Feld 440
69120 Heidelberg

Kap. 6.

Priv.-Doz. Dr. rer. nat. Simone Rost
Biozentrum Universität Würzburg
Institut für Humangenetik
Am Hubland
97074 Würzburg

Kap. 6.

Prof. Dr. med. Maximilian Rudert
Universitätsklinikum Würzburg
Ärztlicher Direktor im König-Ludwig-Haus
Lehrstuhl für Orthopädie
Brettreichstraße 11
97074 Würzburg

Kap. 10.

Prof. Dr. med. dent. Ulrich Schlagenhauf
Leiter der Abteilung für Parodontologie in der
Poliklinik für Zahnerhaltung und Parodontologie
Universitätsklinikum Würzburg
Pleicherwall 2
97070 Würzburg

Kap. 9.6.

Priv.-Doz. Dr. med. Tilmann Schweitzer
Universitätsklinikum Würzburg
Pädiatrische Neurochirurgie
Josef-Schneider-Straße 2
97080 Würzburg

Kap. 7.

Dr. med. Lothar Seefried
Orthopädische Universitätsklinik
König-Ludwig-Haus
Brettreichstraße 11
97074 Würzburg

Kap. 1., 8., 9., 10., 11.

Priv.-Doz. Dr. med. Oliver Semler
Klinik für Kinder- und Jugendmedizin
Kerpener Straße 62
50931 Köln

Kap. 7.

Dr. med. Clemens Wirth
Universitätsklinikum Würzburg
Abteilung für Päd. Radiologie des Institutes für Röntgendiagnostik, Haus D31
Josef-Schneider-Straße 2
97080 Würzburg

Kap. 7.

Inhaltsverzeichnis

1. Einleitung

Die Hypophosphatasie ist eine seltene erbliche Erkrankung, bei der Mutationen des Gens für die gewebeunspezifische Alkalische Phosphatase eine Einschränkung der Aktivität des Enzyms verursachen. Die Erkrankung ist in ihrer schwerwiegendsten Form, der lebensbedrohlichen perinatalen Hypophosphatasie, mit einer Häufigkeit von etwa 1:300.000 sehr selten. Andererseits findet man moderate und leichte Störungen sowie Trägerschaft von heterozygoten Mutationen des Gens der Alkalischen Phosphatase weitaus häufiger, möglicherweise in einer Frequenz von 1:6.000-7.000. In der Regel werden die sehr schwerwiegenden Formen der Hypophosphatasie durch zwei unterschiedliche Mutationen auf beiden Kopien des ALPL-Gens verursacht (compound heterozygote Vererbung). Die klinischen Manifestationen zeigen eine sehr breite Variabilität von der lebensbedrohlichen Erkrankung bis hin zu milden Störungen, die sich beispielsweise nur "in Problemen mit den Zähnen" äußern. Wenn eine Krankheit alle Lebensalter betrifft, ist alleine diese Tatsache schon für die Betroffenen eine bedeutende Herausforderung in der Diagnostik und erfordert eine interdisziplinäre Aufmerksamkeit, die für einzelne seltene Erkrankungen kaum als selbstverständlich erwartet werden kann. Die Komplexität des Schweregrades der Erkrankung wird noch verstärkt durch die Tatsache, dass es sich bei dem eingeschränkten Gen um die gewebeunspezifische Alkalische Phosphatase handelt, die – wie der Name schon sagt – in verschiedenen Geweben vorkommt. Der Phänotyp, der sich dem klinisch tätigen Arzt bietet, ist somit häufig durch die Knochenprobleme bestimmt, es ist jedoch nicht auszuschließen, dass auch Weichteilsymptome zunächst führend sind und die Patienten in ganz unterschiedliche Sparte der Versorgungsschienen der Medizin eingeschleust werden. Im Erwachsenenalter werden viele Betroffene über die Rheumatologie diagnostiziert. Im höheren Alter ist bei Patienten mit eher erträglichen rheumatologischen Beschwerden möglicherweise eine Osteoporose führend.

Um eine möglichst gute Information über Probleme mit der Hypophosphatasie zu bieten, ist es notwendig, das Krankheitsbild ausführlich zu beschreiben und zu dokumentieren, was auf Grund seiner Seltenheit in den zusammenfassenden Lehrbüchern der Medizin nicht ausreichend geschehen kann. Dieser Tatsache soll in diesem Buch Rechnung getragen werden. Es ist aber auch notwendig, eine gut strukturierte Diagnostik anzubieten und vor allen Dingen die Aufmerksamkeit für eine erniedrigte Alkalische Phosphatase als Krankheitsverursacher bei allen Ärzten bewusst zu machen. Auch wenn ein Teilbereichsmediziner diese Erkrankung nicht genügend gut kennt und sie nicht strukturiert diagnostizieren kann, sollte er doch wissen, dass es sich bei der erniedrigten Alkalischen Phosphatase um einen pathologischen Befund handelt, den man in einem Zentrum abklären lassen sollte. Im Folgenden soll die Anatomie, die Physiologie, die Zellbiologie und die Pathophysiologie sowie die Pathologie der Krankheitsmanifestationen bei der Hypophosphatasie nach dem Stand des Wissens beschrieben werden. Erfreulicherweise kann nach der Zulassung einer Enzymersatztherapie auch über die Behandlung der Erkrankung sehr viel mehr Information übermittelt werden als noch vor nicht allzu langer Zeit.

2. Physiologie und Pathophysiologie des Knochens

2.1. Anatomie

Knochen besteht prinzipiell aus der äußeren Knochenschale, der Kortikalis, und dem Bälkchenwerk, den Trabekeln, die im Inneren des Knochens in einer sehr ökonomischen Bauweise einen Beitrag zur Stabilität leisten. Der Anteil des trabekulären Knochens an der Knochenstabilität ist sehr variabel, im Wirbelkörper ist er erheblich, in den peripheren Röhrenknochen trägt das Trabekelwerk etwa 20 % zur Knochenstabilität bei und den Hauptanteil übernimmt die Kortikalis. Die Gefäßversorgung des Knochens erfolgt vorwiegend von außen aus dem Bereich des Periosts. Die perforierenden Gefäße breiten sich entlang der Längsausrichtung des Knochens in den Volkmann´schen Kanälen aus. Diese begleiten jeweils in ausgesprochen geometrischer Weise eine sternförmige Anordnung von Osteozyten, die sich um einen Zentralkanal gruppieren, in dem das Gefäß läuft. Osteozyten haben einen Zellkörper und lange Fortsätze, mit denen sie untereinander Kontakt aufnehmen. Sie liegen in einer Lakune, die einen Flüssigkeitssaum enthält und sie sind mit der Endstrombahn der Gefäße in sehr engem Kontakt.

Innerhalb des Trabekelwerkes im Zentrum der Knochen befindet sich während der Entwicklung und der Kindheit rotes Knochenmark, das sich im Lauf des Lebens in unterschiedlichem Ausmaß zu Fettmark umbildet. Das rote Knochenmark besteht aus den Zellen der Blutbildung (Hämatopoese), diese liegen in Sinusoiden, die den Kontakt zum Gefäßsystem vermitteln. Die Sinusoide sind ausgekleidet von Endothelzellen. Hier besteht ein sehr enger Kontakt zwischen der Blutbildung sowohl der roten als auch der weißen Blutzellen, den Immunzellen und den Zellen des Knochens inklusive der Vorläuferzellen, der mesenchymalen Stammzellen (Al-Drees et al., 2015).

Während der Entwicklung findet der Knochenaufbau statt, der die spätere Form vorgibt. Im Bereich der Gelenke ist eine Auftreibung der Diaphysen in die Metaphysen festzustellen, so dass der Durchmesser der Gelenke wesentlich größer ist als die zentrale Diaphyse. Dies geschieht mit Blick auf die Gewichtsbelastung, so dass die Belastung pro Quadratmillimeter in diesem Bereich deutlich reduziert wird. Im Lauf des Erwachsenenlebens sorgt ein kontinuierlicher Auf- und Abbau des Knochens entsprechend den mechanischen Bedürfnissen und entsprechend dem Ersatz überalterten Gewebes für ständige Anpassung und Erneuerung. Dies führt dazu, dass das gesamte Skelettsystem mehrfach in einem Menschenleben komplett erneuert wird. Die Umsatzrate ist dabei in der Kortikalis geringer als im trabekulären Knochen (Hart et al., 2020).

2.2. Zellen des Knochens

2.2.1. Stammzellen und Regeneration

Die zelluläre Zusammensetzung des Knochens besteht aus mesenchymalen Zellen und Zellen der Hämatopoese sowie den Zellen der Anhangsgebilde und des Bindegewebes, zum Beispiel Endothelzellen und Neuronen respektive Axonen der zentralen Neuronen. Im Laufe der Entwicklung werden auch im Bereich des Knochens adulte Stammzellen angelegt, aus denen die Regeneration und die Remodellierung des Knochens gespeist werden (Bianco and Robey, 2015; Herrmann and Jakob, 2019; Tomlinson et al., 2020; Serowoky et al., 2020). Die adulten Stammzellen sind multipotent, sie können sich selbst erneuern und aus ihnen können terminal differenzierte Zellpopulationen entstehen im Rahmen der Gewebebildung. Die Stammzellen des blutbildenden Systems liegen im Knochenmark in geschützten Nischen, Osteoblastenvorläufer sind an der Bildung der Stammzellnischen für die Hämatopoese beteiligt.

Aus den hämatopoetischen Vorläufern entwickeln sich die blutbildenden Zellen und mononukleäre Zellen des Immunsystems sowie die monozytäre Reihe, deren terminale Differenzierungsstufe Makrophagen darstellen. Im Knochen entwickeln sich hieraus die Osteoklasten, die einer besonderen Art terminal differenzierter Makrophagen entsprechen. Stammzellnischen für die mesenchymalen Gewebe selber sind weniger gut definiert, es gibt jedoch eine Nische, die bereits recht gut charakterisiert ist und in der Wand von Gefäßen liegt (Bianco, 2014). Die dort residierenden Vorläufer für mesenchymale Zelldifferenzierung nennt man Perizyten. Aus mesenchymalen Stammzellen können Osteoblasten, Chondrozyten und Adipozyten sowie Ligamentozyten, Tenozyten und Fibroblasten werden.

Aus den Stammzellen der beiden beschriebenen Segmente entwickeln sich somit Vorläufer für die Gewebedifferenzierung. Der adäquate Reiz für eine Regeneration ist die Induktion einer asymmetrischen Zellteilung einer Stammzelle, aus der eine Tochterzelle hervorgeht, die in der Lage ist, sich selbst zu vermehren und in die verschiedenen Gewebelinien zu differenzieren. Eine solche asymmetrische Teilung lässt den sogenannten Stammzellpool unberührt und findet im Rahmen der Geweberegeneration und der Heilung nach Verletzung statt (Bianco and Robey, 2015). Wir kennen die molekularen Auslöser der Regenerationsreaktion nur ungenau, im Falle einer Verletzung sind die Wachstumsfaktoren aus den Blutplättchen des Hämatoms wesentlich daran beteiligt. Im Rahmen der Knochenheilung wird oft überschießend neue Gewebegrundlage gebildet (Kallus), damit eine beschleunigte Stabilisierung des verletzten Knochensegmentes gewährleistet wird. Diese überschießende Gewebebildung findet vor allem dann statt, wenn die Heilungsbedingungen ungünstig und mechanisch nicht exakt stabil sind. Nach einer primären Stabilisierung des Knochensegments wird langfristig die Remodellierung der überschießenden Gewebebildung eingeleitet, bis die ursprüngliche anatomische Form wieder erreicht ist und adäquat an die einfallenden Kraftlinien angepasst ist (Schmidt-Bleek et al., 2014; Einhorn and Gerstenfeld, 2015).

2.2.2. Osteoblasten

Osteoblasten entwickeln sich aus den mesenchymalen Vorläuferzellen, indem sie ein sogenanntes Kommitment eingehen, das sie dazu determiniert entlang der osteogenen Differenzierung zu reifen. Sie beginnen eine sehr stark ausgeprägte extrazelluläre Matrix zu produzieren, die hauptsächlich aus Kollagen I besteht und die sekundär in einem gerichteten Prozess mineralisiert wird. Während der Gewebebildung und der Ausbildung der extrazellulären Matrix findet der Reifungsprozess vom Osteoblasten zum Osteozyten statt (Bonewald, 2011; Robling and Bonewald, 2020). In diesem Rahmen werden die zunächst dicht beieinander liegenden osteoblastären Zellen durch die extrazelluläre Matrixbildung auseinander gedrängt und ihre Kontakte beschränken sich nur noch auf fokale Kontakte, die dann dazu führen, dass die reifenden Osteozyten lange Fortsätze mit weiter bestehenden fokalen Kontakten ausbilden. Osteozyten gruppieren sich im 90°-Winkel zu einem zentral entstehenden Gefäß und bilden sogenannte Osteone. Die ausgereiften Osteozyten haben eine ganze Reihe von Aufgaben, sie sind der häufigste Zelltyp im Knochen und sind unter Umständen sehr langlebig. Sie tauschen untereinander über die bestehenden Fortsätze intensiv Informationen aus und haben eine enge Verbindung zum Gefäßsystem.

2.2.3. Osteozyten

Osteozyten liegen mit ihren Zellkörpern und ihren langen Zellfortsätzen in entsprechenden Kanälchen, die von Flüssigkeitssäumen umgeben sind (Bonewald, 2011; Robling and Bonewald, 2020). Diese können im Rahmen heftiger Bewegungen des gesamten Organismus einen Fluss erzeugen (*fluid flow*), der von den Osteozyten wahrgenommen wird und der Genregulation verursacht (Klein-Nulend et al., 2015). Bis zu einem gewissen Ausmaß kann sogar Knochen einen Elastizitätsgrad aufweisen, der auch Kompression und Streckung im Mikro- und Nanomaßstab erlaubt. Alle diese mechanischen Auswirkungen auf die Osteozyten werden registriert, und sofern sie zu stark ausfallen, geht von hier das Signal zu einer neuen Knochenformation aus, um die Struktur zu stärken. Osteozyten haben auch metabolische Funktionen. Sie sorgen durch Ausschüttung von Fibroblasten-Wachstumsfaktor 23 (FGF23) für die Phosphatausscheidung in der Niere. Wahrscheinlich ist es zudem so, dass die sehr große innere Oberfläche der Kanälchen für den schnellen Austausch von Mineralien zuständig ist. Dieser Vorgang wird von Sekretionsprodukten des Osteozyten moduliert, vor allem durch Polypeptide des Proteins Osteopontin (Compton and Lee, 2014). Es ist kaum denkbar, dass die schnelle Verfügbarkeit von Kalzium im Organismus alleine über den aktiven osteoklastären Abbau von Knochen reguliert wird, vielmehr ist die Wahrscheinlichkeit hoch, dass hier durch Vorgänge der Kristallisation und der Auflösung von Kristallen eine Freisetzung von Kalzium erfolgt. Hinweise hierfür gibt es zum Beispiel dadurch, dass während der Laktation bei Frauen das Kalzium aus dieser Umgebung der Kanalikuli abgezogen wird und der Durchmesser der Kanalikuli sich während der Laktation vergrößert,

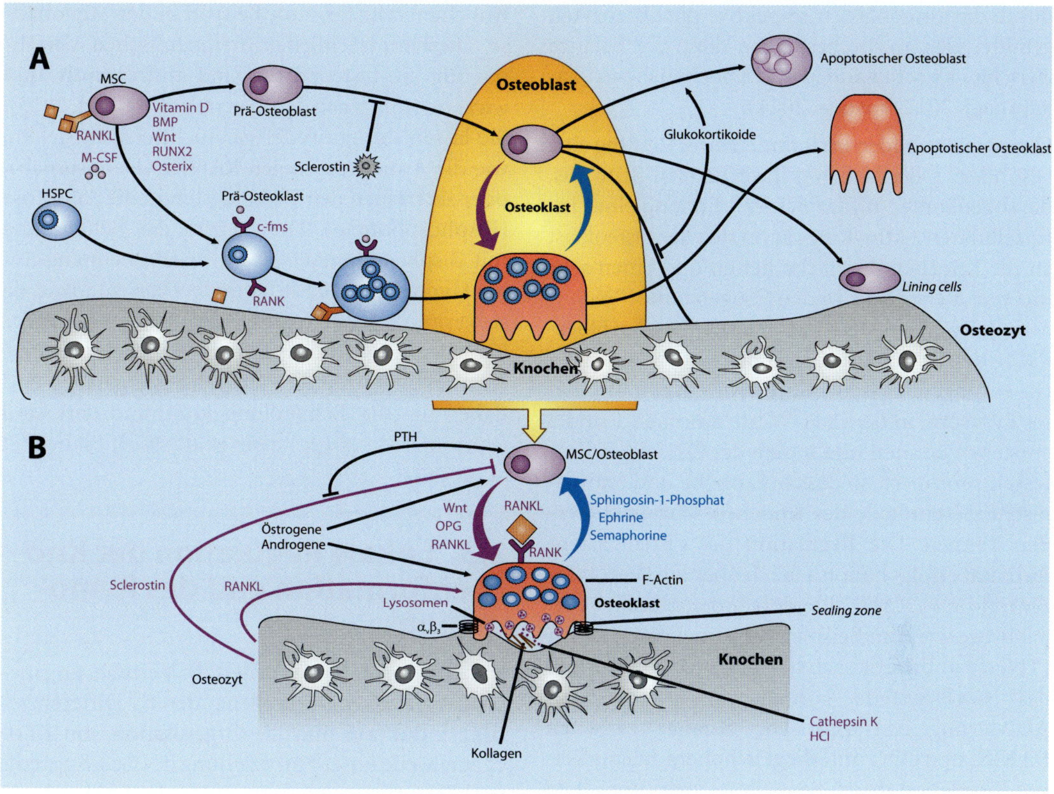

Abb. 2.1: Darstellung der Differenzierung, der Interaktion und der Regulation der wichtigsten Signalsysteme in der Kommunikation von Knochenzellen (mod. n. Hofbauer & Jakob et al.).

nach Abschluss der Laktation wieder verkleinert. Das Pendant in der Knochendichtemessung zu diesem Vorgang ist die Tatsache, dass jede Frau während einer Laktationsphase bis zu 10 % Knochendichte verliert und danach wiedergewinnt (Tsourdi et al., 2018). Osteozyten bilden auch stimulierende Faktoren für die Anlockung von Monozyten und den Knochenabbau, sie orchestrieren damit auch die regelmäßige Knochenerneuerung. So bilden sie z.B. RANK-Ligand, der für den Rezeptor RANK (*Receptor Activator of Nuclear Factor kappa B* (NFκB)) spezifisch ist und der zur Rekrutierung und Ausbildung von Osteoklasten führt (Xiong and O'Brien, 2012). Es ist anzunehmen, dass wir noch nicht alle Aufgaben osteozytärer Biologie erfasst haben.

2.2.4. Osteoklasten

Osteoklasten sind terminal differenzierte Zellen der Monozyten/Makrophagenreihe, die von hämatopoetischen Stammzellen hergeleitet sind. Im Rahmen der Ausreifung fusionieren Osteoklasten-Vorstufen und bilden damit multinukleäre Riesenzellen (Review in (Cappariello et al., 2014)). Die entsprechenden Stammzellfaktoren sind der MCSF als Kolonie-stimulierender Faktor und der RANK-Ligand. RANKL ist ein Zytokin, welches an den sogenannten RANK-Rezeptor bindet, der von Osteoklasten membranständig exprimiert wird, und damit die Differenzierung und die Aktivierung von Osteoklasten bewirkt. Die Entfernung oder Mutation jeglicher Komponente dieses Signaltransduktions-Systems bewirkt einen Verlust von Osteoklasten und entspricht klinisch einer Osteopetrose. Osteoblasten produzieren einen Gegenspieler des RANKL, das Osteoprotegerin (OPG). OPG ist ein löslicher Verwandter des RANK-Rezeptors und bindet RANKL. Somit kann OPG die Wirkung von RANKL im System blockieren und balanciert die Aktivität von Osteoklasten in der Interaktion zwischen Osteoblast und Osteoklast. Da beide Faktoren, RANKL und OPG, durch die Osteoblasten respektive die Osteozyten gebildet werden, orchestrieren diese die Balance zwischen Knochenanbau und Knochenabbau (Takayanagi, 2012; Yasuda, 2021).

Osteoklasten bilden im Rahmen ihrer Reifung eine besondere Oberfläche an ihrer basalen Seite aus, die sogenannte "*ruffled border*". Entlang eines intrazellulären Aktin-Rings kann sich der Osteoklast an die Knochenoberfläche heften und einen sehr dichten Verschluss bilden (sogenannte "*sealing zone*"). Damit entsteht zwischen der basalen Oberfläche des Osteoklasten und der Knochenoberfläche ein abgeschlossener Raum wie ein extrazelluläres Lysosom, in dem pH-Werte zwischen 1 und 3 entstehen können und in den der Osteoklast Proteasen sezerniert, so dass organische und anorganische Bestandteile des Knochens abgebaut werden können. Die Regulation der Osteoklasten-Aktivität erfolgt hauptsächlich über die Nettokonzentration an RANKL, andere proentzündliche Signalwege wie zum Beispiel Tumornekrosefaktor α (TNFα) und die danach stattfindende Aktivierung des NFκB-Systems können zur Osteoklasten-Aktivierung beitragen. Die Balance zwischen RANKL und OPG unterliegt in hohem Ausmaß einer Regulation durch Sexualhormone. Vor allem Östrogene hemmen den Knochenabbau über Rezeptoren in Osteoblasten und Osteoklasten. Gleichzeitig ist der Knochenabbau im Rahmen des Knochenremodelling eingebunden in die Regulation durch Mechanotransduktion. Es gibt verschiedene Mechanismen, über die die Aktivität des Osteoklasten und des Osteoblasten miteinander verknüpft sind. Dieses sogenannte "*coupling*" beinhaltet die Stimulation der Knochenformation durch einen aktiven Osteoklasten während seiner Arbeit der Knochenresorption (Erben, 2015). Es sind bereits einige Systeme molekular identifiziert, die diesem *coupling* dienen. So wird zum Beispiel Oncostatin M von aktiven Osteoklasten gebildet und dieses wirkt über seinen Rezeptor auf den Osteoblasten im Zusammenhang mit der Osteozytenreifung ein. Weiterhin ist das System des Sphingosin-Monophosphat mit seinem Rezeptorsystem ein wichtiger Stimulator der Knochenformation in der Interaktion zwischen Osteoklast und Osteoblast (Sims and Martin, 2015). Ein "*uncoupling*" im Sinne des Überwiegens der Knochenresorption ist häufig eine Ursache des Netto-Knochenverlustes, zum Beispiel in der Menopause. Die hauptsächlichen therapeutischen Verfahren für die Osteoporose sind antiresorptiv und wirken somit gegen den Osteoklasten (Reid, 2015). Sie lassen ihn entweder gar nicht erst entstehen, wie die Antikörper gegen RANKL (Denosumab), oder sie treiben den Osteoklasten in die Apoptose (Bisphosphonate). Diese Form der Behandlung mit Bisphosphonaten ist im Zusammenhang mit der Hypophosphatasie besonders von Interesse, da sie vermutlich durch die weitere Anreicherung des Knochenmikromilieus mit Phosphaten negative Auswirkungen auf die Mineralisierung haben und daher für die Behandlung kontraindiziert sind (Sutton et al., 2012; Rassie et al., 2019; Bianchi et al., 2020).

2.3. Lokale Regulation der Knochenformation und des Remodelling

Knochenformation erfordert die Vermehrung mesenchymaler Stammzellen, deren Differenzierungsinduktion und die Organisation von Knochengewebe unter Einbeziehung des Gefäßsystems und der neuronalen Axone (van der Eerden et al., 2014; Zhao and Xie, 2020). Knochenformation wird von verschiedenen anabolen Signaltransduktionswegen unterstützt, die miteinander kooperieren. Vorwiegend lokal wirksame Systeme sind die Bone Morphogenetic Proteins (BMPs), das wnt-Signaltransduktionssystem, Wachstumsfaktoren wie Insulin-ähnlicher Wachstumsfaktor 1 (IGF-1) und Fibroblast Growth Factor (FGF) 1 und 2. Wirkungen auf den Parathormon-Rezeptor Typ 1 PTH1R werden sowohl systemisch als auch lokal vermittelt. Die Differenzierung und die Reifung von Knochenzellen wird über das Mikromilieu gesteuert, in dem die mesenchymalen Stammzellen bereits selbst sehr aktive proangiogene Faktoren bilden sowie BMPs ausschütten. Des Weiteren bilden die Knochenzellen wichtige Bindungsproteine für einen zweiten bedeutenden osteogenen Signalweg, den wnt-Signalweg. Die Familie der wnt-Proteine und ihre Rezeptoren, die frizzled Rezeptoren (frz), sind ubiquitär im Organismus vorhanden und in viele Differenzierungsvorgänge involviert. Ein Teil dieser Rezeptoren und Liganden ist sehr effektiv bei der Steuerung der Osteogenese. Dabei sind Co-Rezeptoren sehr wichtig, die sogenannten LRP5 / LRP6 Co-Rezeptoren und Kremen 1 und 2. Die Regulation des wnt-Signalweges erfolgt in hohem Ausmaß durch Inhibitoren. Der stärkste und spezifischste Inhibitor dieses Signalweges in der Autoregulation des Knochens ist das Sclerostin. Dieses bindet an den Co-Rezeptor LRP5 und behindert dadurch die osteogene wnt-Signalwirkung (Yorgan et al., 2015). Sclerostin ist der wichtigste physiologische Regulator der Knochenmasse einerseits, die Bedeutung und die Effizienz dieses Prinzips trägt aber auch sehr viel zur Pathologie bei, sobald Sclerostin in zu großem Ausmaß gebildet wird. Die osteogenen anabolen Systeme sind komplex und interaktiv, sie sind aber gut erforscht und es sind daraus Medikamente mit anaboler Wirkung entwickelt worden, die sich in klinischer Prüfung befinden. Besondere Aufmerksamkeit wird dabei auch den Inhibitoren der Regeneration geschenkt, die ihre natürliche Rolle der Begrenzung von überschießender Knochenregeneration im Falle pathologischer Überexpression ins Gegenteil verkehren, sie verursachen damit Osteoporose. Antagonisten für solche Hemmstoffe haben ein erhebliches therapeutisches Potential (Kim et al., 2013; Marie, 2015; Sanchez-Duffhues et al., 2015; Silva and Bilezikian, 2015; Sims and Vrahnas, 2014; Seefried et al., 2017; Nealy and Harris, 2020).

Wenn altes Knochengewebe erneuert, bestehendes Knochengewebe an veränderte Krafteinstrahlungsbedingungen adaptiert, oder aber neu regenerierter Knochen nach Heilung von Mikro- oder Makrofrakturen in Feinarbeit an die einstrahlenden Kraftlinien adaptiert wird, dann spricht man von Remodelling. Der Prozess der Frakturheilung mag als Blaupause dafür dienen, dass ständige Knochenregeneration möglich ist. Ausgehend von den mesenchymalen Stammzellen über die Zwischenstufe der aktiven Osteoblasten entwickeln sich mesenchymale osteogene Zellen entweder in Richtung "*lining cells*", die die Knochenoberfläche bedecken, oder in Richtung Osteozyten. Die Anordnung der Osteozyten ist, wie bereits geschildert, sehr geometrisch/symmetrisch entlang der Gefäß-versorgenden Kanäle. Neuere Untersuchungen sprechen dafür, dass Endothelzellen im Rahmen der Regeneration von Knochen, abhängig von ihrem jeweiligen Subtyp, in der Lage sind, die Osteogenese zu orchestrieren (Kusumbe et al., 2014). Über den Einfluss von neuronalen Axonen in diesem Zusammenhang wissen wir noch sehr wenig, es ist jedoch zu vermuten, dass entsprechende Wachstumsfaktoren die für die sogenannte "*Axon guidance*" verantwortlich sind, auch das Knochenwachstum mit begünstigen (Tomlinson et al., 2020). Vermutlich ist dies im Rahmen der Alterung der Fall, möglicherweise auch im Rahmen proentzündlicher Erkrankungen. Die modernste Entwicklung zur Steigerung der Knochenmasse mit medikamentöser Intervention ist die Entwicklung von Antikörpern gegen Sclerostin, die einen sehr starken anabolen Effekt aufweisen. Die kürzlich erfolgte Zulassung von Sclerostin-Antikörpern für die anabole Therapie der Osteoporose stellt einen Meilenstein dar für die Entwicklung therapeutischer Strategien von Volkskrankheiten aus der molekularen Aufklärung der Mechanismen seltener Erkrankungen. Auch die Therapie der Hypophosphatasie mit Sclerostin-Antkörpern wurde bereits erfolgreich in einer Pilot-Studie getestet (Seefried et al., 2014; Fabre et al., 2020).

2.4. Systemische Regulation der Knochenformation und des Knochenabbaus

Nicht nur lokale Faktoren und Krafteinwirkung orchestrieren einen physiologischen Knochenanbau und -abbau sowie das Remodelling, sondern auch viele systemisch wirksame Faktoren, die in den Knochenstoffwechsel entweder physiologisch oder durch pathologische Veränderungen eingreifen. Zu den wichtigsten hormonellen Systemen gehören hierbei die Sexualhormone. Östrogene inhibieren den Knochenabbau, die dazu notwendigen Östrogenrezeptoren werden sowohl in Osteoblasten als auch in Osteoklasten gebildet. Der manchmal sehr plötzliche Verlust von Östrogenen im Rahmen der Menopause kann innerhalb von wenigen Tagen dazu führen, dass der Knochen über "entfesselte" Osteoklasten vermehrt abgebaut wird. Diese Mechanismen hat man im Rahmen von therapeutisch notwendigen Ovarektomien erstmals nachgewiesen. Östradiol ist dabei sowohl für den Mann als auch für die Frau von hoher Bedeutung, das männliche Vorläuferhormon Testosteron ist ein sehr gutes Substrat für das Enzym Aromatase und wird in einem Schritt zum Östradiol aromatisiert. Insofern ist auch für das männliche Skelett Östradiol unverzichtbar, das Fehlen dieses Steroidhormons führt dazu, dass Männer

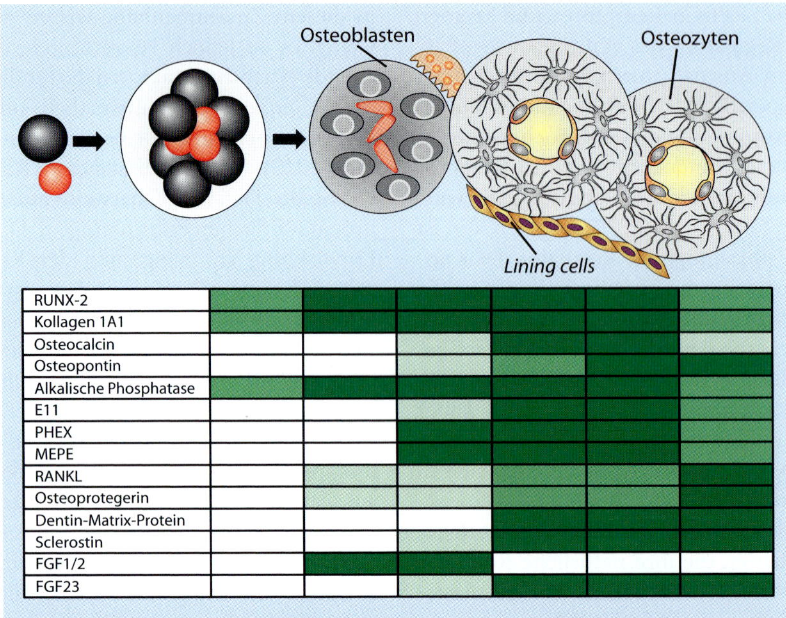

Abb. 2.2: Differenzierung und Reifung von skelettalen Vorläuferzellen zu Osteoblasten, Osteozyten und so genannten *"lining cells"*. Gemeinsam mit endothelialen Vorläufern bilden sie Osteone mit Zentralgefäß. In grober Abschätzung der Expression sind charakteristische Markergene der Knochenzellen dargestellt (Grünintensität = Ausmaß der Expression, weiß = wenig oder keine Expression). Am Übergang vom Osteoblasten zum Osteozyten werden Gene zur Phosphatregulation verstärkt gebildet. Dentin-Matrix-Protein-1 DMP-1, Sclerostin und FGF23 gelten als Marker des Übergangs zum Osteozyten, ebenso wie E11, das als erstes Antigen zur Charakterisierung des Osteozyten-Status verwendet wurde.

einerseits großwüchsig werden und zum anderen eine Osteoporose entwickeln. Die Rolle des Testosterons ist davon noch einmal distinkt, aber noch nicht vollständig in ihrer Physiologie aufgeklärt (Uehara et al., 2020; Steppe et al., 2020; Rozenberg et al., 2020).

Ein weiteres sehr wichtiges System für die Steuerung des Verhältnisses von Knochenaufbau zu Knochenabbau ist das Vitamin D/Parathormon – endokrine System (van Driel and van Leeuwen, 2014). Parathormon wird in der Nebenschilddrüse gebildet und wird gesteuert durch die lokale Kalziumkonzentration einerseits, sowie durch die Vitamin D-Hormonwirkung andererseits. Kalziummangel führt zu einer prolongierten und anhaltenden Dauerausschüttung von Parathormon, welches über den Parathormon Typ 1-Rezeptor auf den Osteoblasten eine Änderung der Genexpression bewirkt. Das Verhältnis der Produktion von RANKL und OPG im Osteoblasten wird dabei zugunsten des RANKL verschoben, so dass es zu einer dauerhaften und sehr effizienten Mobilisierung und Aktivierung von Osteoklasten kommt, die einerseits das Kalzium aus dem Knochen freisetzen, um den Serumspiegel für Kalzium wieder zu normalisieren und andererseits dabei, ohne Rücksicht auf die Bedürfnisse der Biomechanik, Knochenabbau verursachen. Dies ist die Grundlage der Osteoporose, die im Rahmen eines Hyperparathyreoidismus entsteht. Kalziummangel und Vitamin D-Mangel können beide diese chronische Parathormon-Ausschüttung bewirken, den Sekundären Hyperparathyreoidismus.

Parathormon hat jedoch zwei Seiten, es kann unter bestimmten Umständen auch die Knochenformation anregen. Ausschlaggebend ist dabei die Zeitdauer der Einwirkung des Parathormons auf den Parathormon Typ 1-Rezeptor von Osteoblasten und Osteozyten. Kurzzeitige Einwirkung führt dazu, dass das Verhältnis RANKL/OPG zugunsten von OPG verschoben wird und das Parathormon über nachgeschaltete "*second messenger*"-Systeme die Proliferation von Osteoblasten anregt und die Produktion von Sclerostin in Osteozyten hemmt.

Dadurch kommt es zu einer anabolen Situation, die zu einem erheblichen Zuwachs an Knochen führen kann. Dieses sogenannte "Parathormon-Paradox" kann somit durch die Zeitdauer der Einwirkung dieses Hormons erklärt werden, die Wirkung ist wohl auch differentiell in Osteoblasten und Osteozyten und neuere Ergebnisse der Forschung sprechen dafür, dass T-Zellen für diese Wirkungen eine wichtige Rolle spielen. Pharmakologisch wird das zeitliche Profil dadurch erzeugt, dass man ein Peptid aus dem Parathormon, das die Aminosäuren 1 bis 34 enthält, therapeutisch einsetzt. Die Verwendung des anabolen Prinzips der Behandlung mit 1-34 Parathormon bei der Hypophosphatasie hat in kasuistischer Anwendung sehr widersprüchliche Ergebnisse erbracht, manchmal mit positivem, manchmal mit nicht messbarem Effekt (Silva and Bilezikian, 2015; Sølling et al., 2019; Sutkeviciute et al., 2019; Bhattarai et al., 2020).

2.5. Literatur

Al-Drees, M.A., Yeo, J.H., Boumelhem, B.B., Antas, V.I., Brigden, K.W., Colonne, C.K., and Fraser, S.T. (2015). Making Blood: The Haematopoietic Niche throughout Ontogeny. Stem Cells Int *2015*, 571893.

Bhattarai, H.K., Shrestha, S., Rokka, K., and Shakya, R. (2020). Vitamin D, Calcium, Parathyroid Hormone, and Sex Steroids in Bone Health and Effects of Aging. Journal of osteoporosis *2020*, 9324505.

Bianchi, M.L., Bishop, N. J., Guañabens, N., Hofmann, C., Jakob, F., Roux, C., Zillikens, M.C., and Rare Bone Disease Action Group of the European Calcified Tissue Society (2020). Hypophosphatasia in adolescents and adults: overview of diagnosis and treatment. Osteoporosis international: a journal established as result of cooperation between the European Foundation for Osteoporosis and the National Osteoporosis Foundation of the USA *31(8)*, 1445–1460.

Bianco, P. (2014). "Mesenchymal" stem cells. Annu Rev Cell Dev Biol *30*, 677-704.

Bianco, P., and Robey, P.G. (2015). Skeletal stem cells. Development *142*, 1023-1027.

Bonewald, L.F. (2011). The amazing osteocyte. Journal of bone and mineral research: the official journal of the American Society for Bone and Mineral Research *26*, 229-238.

Cappariello, A., Maurizi, A., Veeriah, V., and Teti, A. (2014). The Great Beauty of the osteoclast. Archives of biochemistry and biophysics *558*, 70-78.

Compton, J.T., and Lee, F.Y. (2014). A review of osteocyte function and the emerging importance of sclerostin. The Journal of bone and joint surgery American volume *96*, 1659-1668.

Einhorn, T.A., and Gerstenfeld, L.C. (2015). Fracture healing: mechanisms and interventions. Nature reviews. Rheumatology *11(1)*, 45–54.

Erben, R.G. (2015). Hypothesis: Coupling between Resorption and Formation in Cancellous bone Remodeling is a Mechanically Controlled Event. Frontiers in endocrinology *6*, 82.

Fabre, S., Funck-Brentano, T., and Cohen-Solal, M. (2020). Anti-Sclerostin Antibodies in Osteoporosis and Other Bone Diseases. Journal of clinical medicine *9(11)*, 3439.

Hart, N.H., Newton, R.U., Tan, J., Rantalainen, T., Chivers, P., Siafarikas, A., and Nimphius, S. (2020). Biological basis of bone strength: anatomy, physiology and measurement. Journal of musculoskeletal & neuronal interactions *20(3)*, 347–371.

Herrmann, M. and Jakob, F. (2019). Bone Marrow Niches for Skeletal Progenitor Cells and their Inhabitants in Health and Disease. Current stem cell research & therapy *14(4)*, 305–319.

Kim, J.H., Liu, X., Wang, J., Chen, X., Zhang, H., Kim, S.H., Cui, J., Li, R., Zhang, W., Kong, Y., *et al.*(2013). Wnt signaling in bone formation and its therapeutic potential for bone diseases. Therapeutic advances in musculoskeletal disease *5*, 13-31.

Klein-Nulend, J., van Oers, R.F., Bakker, A.D., and Bacabac, R.G. (2015). Bone cell mechanosensitivity, estrogen deficiency, and osteoporosis. Journal of biomechanics *48*, 855-865.

Marie, P.J. (2015). Osteoblast dysfunctions in bone diseases: from cellular and molecular mechanisms to therapeutic strategies. Cellular and molecular life sciences: CMLS *72*, 1347-1361.

Nealy, K.L., and Harris, K.B. (2020). Romosozumab: A Novel Injectable Sclerostin Inhibitor With Anabolic and Antiresorptive Effects for Osteoporosis. The Annals of pharmacotherapy, 1060028020952764. Advance online publication.

Rassie, K., Dray, M., Michigami, T., and Cundy, T. (2019). Bisphosphonate Use and Fractures in Adults with Hypophosphatasia. JBMR plus *3(10)*, e10223.

Reid, I.R. (2015). Short-term and long-term effects of osteoporosis therapies. Nat Rev Endocrinol *11*, 418-428.

Robling, A.G., and Bonewald, L.F. (2020). The Osteocyte: New Insights. Annual review of physiology *82*, 485–506.

Rozenberg, S., Al-Daghri, N., Aubertin-Leheudre, M., Brandi, M.L., Cano, A., Collins, P., Cooper, C., Genazzani, A.R., Hillard, T., Kanis, J.A., Kaufman, J.M., Lambrinoudaki, I., Laslop, A., McCloskey, E., Palacios, S., Prieto-Alhambra, D., Reginster, J.Y., Rizzoli, R., Rosano, G., Trémollieres, F., and Harvey, N.C. (2020). Is there a role for menopausal hormone therapy in the management of postmenopausal osteoporosis?. Osteoporosis international: a journal established as result of cooperation between the European Foundation for Osteoporosis and the National Osteoporosis Foundation of the USA *31(12)*, 2271–2286.

Sanchez-Duffhues, G., Hiepen, C., Knaus, P., and Ten Dijke, P. (2015). Bone morphogenetic protein signaling in bone homeostasis. Bone *80*, 43-59.

Schmidt-Bleek, K., Petersen, A., Dienelt, A., Schwarz, C., and Duda, G.N. (2014). Initiation and early control of tissue regeneration - bone healing as a model system for tissue regeneration. Expert opinion on biological therapy *14(2)*, 247–259.

Seefried, L., Baumann, J., Hemsley, S., Hofmann, C., Kunstmann, E., Kiese, B., Huang, Y., Chivers, S., Valentin, M.A., Borah, B., Roubenoff, R., Junker, U., and Jakob, F. (2017). Efficacy of anti-sclerostin monoclonal antibody BPS804 in adult patients with hypophosphatasia. The Journal of clinical investigation *127(6)*, 2148–2158.

Serowoky, M. A., Arata, C. E., Crump, J. G., and Mariani, F. V. (2020). Skeletal stem cells: insights into maintaining and regenerating the skeleton. Development (Cambridge, England) *147(5)*, dev179325.

Silva, B.C., and Bilezikian, J.P. (2015). Parathyroid hormone: anabolic and catabolic actions on the skeleton. Current opinion in pharmacology *22*, 41-50.

Sims, N.A., and Martin, T.J. (2015). Coupling Signals between the Osteoclast and Osteoblast: How are Messages Transmitted between These Temporary Visitors to the Bone Surface? Frontiers in endocrinology 6, 41.

Sims, N.A., and Vrahnas, C. (2014). Regulation of cortical and trabecular bone mass by communication between osteoblasts, osteocytes and osteoclasts. Archives of biochemistry and biophysics *561*, 22-28.

Sølling, A., Harsløf, T., and Langdahl, B. (2019). Current Status of Bone-Forming Therapies for the Management of Osteoporosis. Drugs & aging *36(7)*, 625–638.

Steppe, L., Liedert, A., Ignatius, A., and Haffner-Luntzer, M. (2020). Influence of Low-Magnitude High-Frequency Vibration on Bone Cells and Bone Regeneration. Frontiers in bioengineering and biotechnology *8*, 595139.

Sutkeviciute, I., Clark, L. J., White, A. D., Gardella, T. J., and Vilardaga, J. P. (2019). PTH/PTHrP Receptor Signaling, Allostery, and Structures. Trends in endocrinology and metabolism: TEM *30(11)*, 860–874.

Sutton, R.A., Mumm, S., Coburn, S.P., Ericson, K.L., and Whyte, M.P. (2012). "Atypical femoral fractures" during bisphosphonate exposure in adult hypophosphatasia. Journal of bone and mineral research: the official journal of the American Society for Bone and Mineral Research *27*, 987-994.

Takayanagi H. (2021). RANKL as the master regulator of osteoclast differentiation. Journal of bone and mineral metabolism *39(1)*, 13-18.

Tomlinson, R.E., Christiansen, B.A., Giannone, A.A., and Genetos, D.C. (2020). The Role of Nerves in Skeletal Development, Adaptation, and Aging. Frontiers in endocrinology *11*, 646.

Tsourdi, E., Jähn, K., Rauner, M., Busse, B., and Bonewald, L.F. (2018). Physiological and pathological osteocytic osteolysis. Journal of musculoskeletal & neuronal interactions *18(3)*, 292–303.

Uehara, I.A., Soldi, L.R., and Silva, M. (2020). Current perspectives of osteoclastogenesis through estrogen modulated immune cell cytokines. Life sciences *256*, 117921.

van der Eerden, B.C., Teti, A., and Zambuzzi, W.F. (2014). Bone, a dynamic and integrating tissue. Archives of biochemistry and biophysics *561*, 1-2.

van Driel, M., and van Leeuwen, J.P. (2014). Vitamin D endocrine system and osteoblasts. BoneKEy reports *3*, 493.

Xiong, J., and O'Brien, C.A. (2012). Osteocyte RANKL: new insights into the control of bone remodeling. Journal of bone and mineral research : the official journal of the American Society for Bone and Mineral Research *27*, 499-505.

Yasuda H. (2021). Discovery of the RANKL/RANK/OPG system. Journal of bone and mineral metabolism *39(1)*, 2-11.

Yorgan, T.A., Peters, S., Jeschke, A., Benisch, P., Jakob, F., Amling, M., and Schinke, T. (2015). The Anti-Osteoanabolic Function of Sclerostin Is Blunted in Mice Carrying a High Bone Mass Mutation of Lrp5. Journal of bone and mineral research : the official journal of the American Society for Bone and Mineral Research *30*, 1175-1183.

Zhao, Y. and Xie, L. (2020). Unique bone marrow blood vessels couple angiogenesis and osteogenesis in bone homeostasis and diseases. Annals of the New York Academy of Sciences *1474(1)*, 5–14.

3. Physiologie und Pathophysiologie der ossären und extraossären Mineralisierung

3.1. Physiologie der Mineralisierung

Das Phänomen der Mineralisierung von Bindegewebe ist evolutionsbiologisch ein Meilenstein für die Entwicklung eines Gewebes, das durch seine Härte und seine "Materialeigenschaften" einem an Land lebenden Organismus die notwendige Stabilität verleihen kann und das gleichzeitig als Reservoir für Mineralien dient, die im Gegensatz zum Lebensraum Wasser an Land nicht immer in ausreichendem Maß vorhanden sind. Die Matrix des Knochens besteht in der Hauptsache aus Kollagen Typ 1, die mengenmäßig geringer vorhandenen Proteine, z.B. die so genannten matrizellulären Wachstumsfaktoren, spielen jedoch aufgrund ihrer signalgebenden Eigenschaften eine ausgesprochen wichtige Rolle. Das grundlegende Mineral des Knochens ist Hydroxylapatit. Ausschlaggebend für die Initiierung des Kristallisationsvorgangs ist das Verhältnis Kalzium/Phosphat, im Mikromilieu steuert die Verfügbarkeit des anorganischen Phosphats (Pi) den Mineralisationsvorgang. Eine Reihe von Proteinen wie Osteocalcin und Osteopontin modulieren das Ausmaß der Mineralisierung durch die inhibierende Wirkung der Proteine und ihrer proteolytischen Fragmente. Die lokale Phosphatkonzentration setzt sich zusammen aus dem systemisch verfügbaren und dem lokal aus Substraten gebildeten Anteil. Letzterer wird aus Pyrophosphaten aus dem Zellinneren und aus energiereichen Phosphaten wie Adenosintri-, -di- und -monophosphat (ATP/ADP/AMP) lokal durch Enzyme hergestellt. In diese Kaskade sind zentral mehrere wichtige Moleküle involviert, an erster Stelle die gewebeunspezifische Alkalische Phosphatase (TNAP). Sie stellt aus einer ganzen Reihe von Substraten, hauptsächlich dem anorganischen Pyrophosphat (PPi), durch Dephosphorylierung Pi bereit (☞ Abb. 3.1). Weitere Substrate sind alle genannten energiereichen Phosphate und eine ganze Reihe phosphorylierter Proteine oder deren proteolytische Fragmente (Orriss et al., 2012; Millán, 2013; Yadav et al., 2011) (☞ Abb. 3.2).

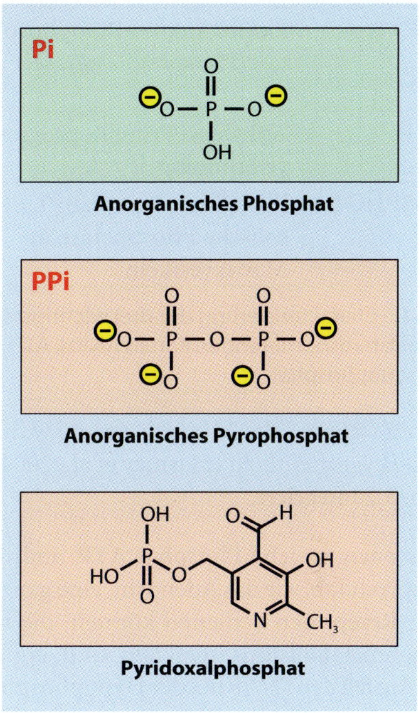

Abb. 3.1: Darstellung des anorganischen Phosphats und der zentralen TNAP-Substrate anorganisches Pyrophosphat (PPi) und Pyridoxalphosphat (PLP).

Defizienz der TNAP, z.B. aufgrund vererbter Mutationen im *ALPL*-Gen mit Funktionsverlust/-reduktion verursacht Mineralisationsstörungen im Rahmen der seltenen Erbkrankheit Hypophosphatasie. Diese können sowohl durch die defekte Enzymfunktion als auch durch den sekundären Substratstau, der seinerseits wieder die Mineralisierung inhibiert, bedingt sein. Ein weiteres Enzym, das die Generierung von Pi katalysiert, ist Phospho1. Phospho1 nutzt Phosphoethalnolamin (PEA) und Phosphocholin (PCho) als Substrate für die Gewinnung des für die Mineralisierung benötigten anorganischen Phosphats (Pi). Die Ektonukleotid-Pyrophosphatase/Phosphodiesterase (ENPP1) hingegen stellt als stromaufwärts gelegenes Enzym den Mineralisierungsinhibitor PPi zur Verfügung, welcher durch die TNAP abgebaut wird (☞ Tab. 3.1). Osteopontin und seine proteolytischen Fragmente wirken zudem als starke Mineralisationsinhibitoren. Eine Darstellung des komplexen Zusammenspiels der verschiedenen

Protein	Name	Gen	Substrat
TNSALP	gewebeunspezifische Alkalische Phosphatase	*ALPL* (Mensch), *Akp2* (Maus)	Anorganisches Pyrophosphat (PPi), Pyridoxalphosphat (PLP), ATP, ADP, AMP
ENPP1	Ektonukleotid Pyrophosphatase/Phosphodiesterase	*ENPP1* (Mensch), *Enpp1* (Maus)	Hydrolyse von PPi und Phosphodiestern in Nukleotiden
ANKH	Ankylosis Protein, progressive homolog	*ANKH* (Mensch), *Ank* (Maus)	Kanal für den Export von Phosphaten aus der Zelle
PHOSPHO1	Phosphatase, orphan 1, cytosolische Phosphatase in Matrixvesikeln	*Phospho1* (Mensch)	Phosphoethanolamin (PEA), Phosphocholin (PCho), PPi

Tab. 3.1: Charakterisierung der drei wichtigsten am lokalen Phosphatstoffwechsel beteiligten Enzyme und des Phosphat-transportierenden Kanals ANKH. ATP = Adenosintriphosphat; ADP = Adenosindiphosphat; AMP = Adenosinmonophosphat.

Faktoren während der Mineralisierung wurde bereits 2004 veröffentlicht (Harmey et al., 2004) und in Abb. 3.2 integriert.

Da das energiereiche Phosphat ATP und dessen Abbauprodukte, wie das Adenosin, eine ganze Reihe von Rezeptoren bedienen können, die in den Knochenmetabolismus involviert sind, ergibt der lokale Ausfall der TNAP bei der Hypophosphatasie ein komplexes Bild der Störung der Knochenbildung und der Mineralisierung. Da nicht nur Osteoblasten, sondern auch Osteoklasten über ATP (ADP, AMP)- und Adenosinrezeptoren verfügen, nimmt das purinerge Signalsystem nicht nur Einfluss auf die Formation des Knochens, sondern auch auf dessen Abbau (Mediero and Cronstein, 2013). Interessanterweise wurden kürzlich Daten publiziert, dass Adenosin-Signaling über den A3-Adenosin-Rezeptor (nicht über A1/2-Adenosin-Rezeptoren) an der Hemmung der Mineralisierung beteiligt ist, dass aber hiervon die Expression osteogener Marker in skelettalen Vorläufern unbeeinflusst ist (Fujimoto et al., 2019). Wie bereits geschildert, wird die physiologische Mineralisierung durch die Konzentration von Substraten der TNAP wie PPi und ATP komplex moduliert (Ciciarello et al., 2013; Orriss et al., 2012; Rumney et al., 2012). Insgesamt gilt es allerdings zu beachten, dass ein Eingriff in das purinerge Signalsystem den Knochenmetabolismus auf vielfältige Weise aus dem Gleichgewicht bringen kann, da eine große Vielfalt an purinergen Rezeptoren am Auf- und Abbau des Knochens und an der Modulation der Mineralisierung beteiligt sind (Orriss et al., 2010; Rumney et al., 2012; Hoebertz et al., 2001; Hoebertz et al., 2003; Opdebeeck et al., 2020).

Die TNAP ist ein Enzym, das mit einem Glykosylphophatidylinositol-Anker (GPI-Anker) in der Zellmembran festgehalten wird. Dieses Phänomen ist offenbar sehr wichtig für die Wirkung am Knochen und bei der Mineralisierung. Die Vermittlung der Knochenbindung bei der Enzymersatztherapie durch einen entsprechenden "Knochenanker" ist für deren Wirkung essentiell (Kinoshita, 2020).

Die Reservoirfunktion des Knochens für die systemische Versorgung mit Kalzium wird auch nach traditioneller Vorstellung maßgeblich durch die osteolytische Funktion von Osteoklasten umgesetzt. Wie bereits erwähnt stellen neuere Ergebnisse der Forschung auch die große Oberfläche der Osteozytenkanälchen in den Vordergrund, da diese für die schnelle Mobilisierung von Kalzium bedeutsam ist. An der Oberfläche des Netzwerks der Kollagenfasern werden die Lakunen durch rein physikalische Vorgänge mit Kristallen gefüllt oder entleert (Nango et al., 2016).

Der systemische Kalziumhaushalt wird über eine passive Aufnahme im Dünndarm gesteuert, Vitamin D-Hormon moduliert und steigert die basale passive Aufnahme. Die optimale Verfügbarkeit von ionisiertem Kalzium ist stark abhängig von der ausreichenden Produktion von Magensäure (Christakos et al., 2019). Parathormon (PTH) ist in der Lage die Gastrinsekretion zu stimulieren

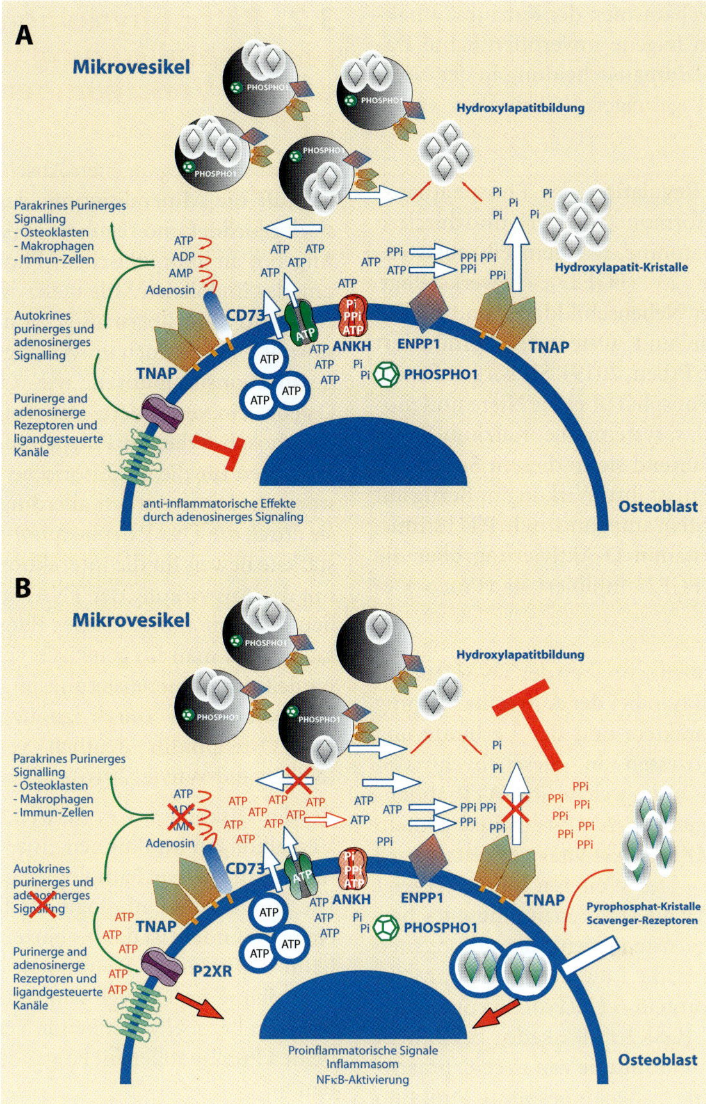

Abb. 3.2: Schematische Darstellung der Mineralisierung und der beteiligten Enzyme (mod. n. Harmey et al., 2004). A) Die Verstoffwechselung von Substraten des Phosphatmetabolismus findet an der Zellmembran von Osteoblasten und an Membranen der Matrix-Vesikel statt. Die Kristallisierung erfolgt sowohl in den Matrix-Vesikeln als auch in der Mikroumgebung der Osteoblasten. **B)** Darstellung der Pathologie der Mineralisierungsstörung bei HPP und ihre Folgen für die Induktion proinflammatorischer Signalketten. Die roten Kreuze markieren die entscheidenden Punkte der Pathologie bei HPP. Durch den Ausfall der TNAP-Aktivität kommt es zu einem Stau ihrer Substrate, wie z.B. PPi und ATP, mit allen Konsequenzen für weitere Mineralisierungshemmung, Knochenabbau und Entzündungsinduktion. Da Adenosin im Gegensatz zu ATP anti-inflammatorische Wirkung hat, kommt es bei TNAP-Defizienz sowohl durch ATP-Substratstau als auch durch Adenosin-Produkt-Mangel zu einer pro-inflammatorischen Situation. Die Zeichnung beschreibt die lokale Situation um einen Osteoblasten, im Prinzip gilt das Schema jedoch auch für alle anderen Zellen, abgesehen von der für den Osteoblasten spezifischen Situation der geregelten Matrix-Mineralisierung (Zimmermann et al., 2012; Illes et al., 2020; Jacobson et al., 2020; Mulay et al., 2020). Pi = Anorganisches Phosphat; PPi = Anorganisches Pyrophosphat; TNAP = Gewebeunspezifische Alkalische Phosphatase; ANKH = Ankylosis Protein; ENPP1 = Ektonukleotid Pyrophosphatase/Phosphodiesterase; OPN = Osteopontin.

und damit die Mechanismen der Kalziumaufnahme zu optimieren (eigene unveröffentlichte Daten). Auch die Kalziumausscheidung in der Niere wird durch PTH gesteigert (Christakos et al., 2019).

Die systemische Regulation des Phosphathaushalts wird durch Hormone, wie PTH, und durch so genannte Phosphatonine, wie dem Fibroblasten-Wachstumsfaktor 23 (FGF23), bewerkstelligt. PTH wird von der Nebenschilddrüse und FGF23 von Osteoblasten und Osteozyten produziert (Khan et al., 2020; Erben, 2019). Sie sorgen für die Elimination von Phosphat über die Niere und modulieren damit das systemische Kalzium/Phosphat-Produkt. Während sie in diesem Sinn noch gleichsinnig wirken, ist ihre Wirkung in Bezug auf das Vitamin D-System antagonistisch, PTH stimuliert die renale Vitamin D-Aktivierung über die 1α-Hydroxylase, FGF23 inhibiert sie (Peacock et al., 2020).

Neuere Publikationen schreiben der TNAP zudem eine wichtige Funktion bei der Aufrechterhaltung des Stammzellcharakters und der Verhinderung von Alterungsprozessen in mesenchychmalen Stammzellen (MSCs) zu, welche über ATP-abhängige Veränderungen der AMP-activated protein kinase alpha (AMPKα)-Aktivität vermittelt wird (Liu et al., 2018a). Des Weiteren konnte gezeigt werden, dass TNAP die Differenzierungsentscheidung zwischen der osteogenen oder adipogenen Linie in MSCs über die Low-density lipoprotein receptor-related protein 6 (LRP6)/Glycogen synthase kinase 3α (GSK3α)-Kaskade, beeinflusst (Liu et al., 2018b). Eine Studie von Li et al. präsentiert außerdem eine bisher unbekannte Funktion der TNAP im Zusammenhang mit der Aufrechterhaltung des Kalziumtransports. Dies ist ein wichtiger Prozess zur Regulation der Differenzierung sowie der Knochenhomöostase. Die Autoren spekulieren in diesem Zusammenhang auch über eine mögliche Behandlung von HPP-Patienten mit der Substanz Ionomycin, die den Kalziumgehalt innerhalb der Zellen erhöht, da die Behandlung von Mäusen mit TNAP-defizienten MSCs eine deutliche Verbesserung des osteopenen Phänotyps bewirken konnte (Li et al., 2020). Des Weiteren wurde der TNAP in Neutrophilen eine autokrin entzündungshemmende Wirkung zugesprochen (Bessueille et al., 2020).

3.2. Pathophysiologie der ossären Mineralisierung und extraossärer Verkalkungen bei der HPP

Wie im vorangegangenen Abschnitt beschrieben, verläuft die Mineralisierung des Knochens sehr stark geordnet und reguliert in Abhängigkeit vom Angebot an anorganischem Phosphat und Kalzium, das im lokalen Milieu enzymatisch ausbalanciert wird. Eine übermäßige Mineralisierung wird sowohl lokal als auch im Weichgewebe durch Mineralisationsinhibitoren wie Osteopontin und Osteocalcin verhindert. Dabei sind offensichtlich die phosphorylierten Polypeptide aus den beiden Proteinen für die inhibitorische Wirkung verantwortlich. Diese werden allerdings inaktiv, sobald sie durch die TNAP dephosphoryliert werden. Der stärkste Beweis für die Interaktion der Polypeptide mit der Auswirkung der TNAP auf das lokale Milieu Kalzium/anorganisches Phosphat ist die Tatsache, dass man im genetisch veränderten Mausmodell den Mineralisierungsphänotyp der *Akp2*-Knockout-Maus durch zusätzlichen Knockout von Osteopontin deutlich verbessern konnte (Millán and Whyte, 2016).

Bei der Diskussion von ossären und extraossären Verkalkungen im Rahmen einer TNAP-Defizienz muss man auf zwei Pathologien getrennt eingehen. Die eine ist die Pathologie im Bereich der Knochen, die andere ist das bei einzelnen Patienten gehäuft auftretende Phänomen der extraossären Verkalkung im Gefolge von steriler Entzündung, wie zum Beispiel verkalkende Tendinitiden. Diese beiden Punkte sollen im Folgenden diskutiert werden.

3.2.1. Pathologie bei der Mineralisierung des Knochens

Verminderte Mineralisierung im Rahmen der Knochenformation

Der (teilweise)Verlust der TNAP-Aktivität im lokalen Milieu führt dazu, dass weniger Pi gebildet wird und damit letztendlich weniger Mineralisierung stattfindet. Dies kann zu einem Mangel an Mineralisierung des vorgelegten Osteoids führen und damit einen Symptomkomplex hervorrufen, der dem der Rachitis ähnlich ist, eine Osteoidose mit verminderter Mineralisierung. Bei ausreichender TNAP-Kapazität wird dieser Punkt unter Umständen nicht die Hauptrolle spielen. Es kommen weiterhin mehrere Aspekte der Pathologie hinzu. Einen wichtigen Anteil an der Pathologie hat der Substratstau, der durch die TNAP-Defizienz entsteht, so wird bei der Hypophosphatasie das Substrat PPi angestaut, welches für sich selbst ein starker Inhibitor der Mineralisierung ist. Somit ist in diesem Fall die Substratakkumulation ein Zusatzfaktor zur Mineralisierungshemmung durch den Verlust der TNAP-Aktivität selbst (☞ Abb. 3.2B) (Whyte, 2016).

In den letzten Jahren wurde vermehrt der Tatsache Aufmerksamkeit geschenkt, dass es weitere Substrate für die TNAP gibt. Neben den bereits diskutierten Polypeptiden der Mineralisationsinhibitoren ist dies hauptsächlich das energiereiche Phosphat Adenosintriphosphat (ATP). ATP wird durch die TNAP stufenweise zu ADP, AMP und letztlich zu Adenosin degradiert. Jedes einzelne dieser Moleküle der beschriebenen Kaskade kann für sich gesehen wieder an eigene Rezeptoren binden und im Knochen entsprechende Effekte verursachen, wobei hier das Adenosin wohl die wichtigste Rolle spielt. Bei den Rezeptoren handelt es sich sowohl um Liganden-gesteuerte Kanäle als auch um transmembrane Rezeptoren, die das sogenannte purinerge Signaltransduktionssystem ausmachen (Orriss et al., 2012). Eine genauere Übersicht des Einflusses der TNAP auf das purinerge Signalling, welches in erster Linie aus der Neurobiologie bekannt ist, findet sich in Kapitel 4.4. ATP ist zudem ein Stimulator der Osteoklastenaktivität und kann daher zum Knochenabbau führen (Orriss, 2015). Osteoklasten exprimieren im Allgemeinen eine ganze Reihe von purinergen Rezeptoren, wobei P2Y am häufigsten vorkommt (Orriss et al., 2011, Orriss, 2015). Dies führt zur klinisch relevanten Aussage, dass neben der Mineralisierungsstörung bei der HPP auch eine massive Beeinflussung des Knochenstoffwechsels auf anderen Wegen eine Rolle spielen kann. Diese Erkenntnisse haben dazu geführt, dass man die HPP heute nicht mehr allein als eine Rachitis-ähnliche Krankheit betrachtet, sondern als eine komplexe Erkrankung mit vielfältig gestörtem Knochenstoffwechsel und wahrscheinlich stark verminderter Knochenformations- und Remodellierungskapazität, was sich durch atypische Frakturen äußern kann.

Paradoxe Kraniosynostose

Paradoxe frühzeitige Kalzifizierung wird im Rahmen der HPP an den Schädelnähten beobachtet. Diese können im Zusammenhang mit der vorliegenden TNAP-Defizienz vorzeitig verkalken und eine Kraniosynostose bewirken. Aktuelle Studien zeigen, dass die Expression des FGF-Rezeptors 2 (FGFR2) verstärkt wird, wenn ein Zustand einer verminderten TNAP-Aktivität vorliegt, was letztendlich zu einer Verminderung der Proliferation von kranialen Vorläuferzellen führt (Nam et al., 2019; Siismets and Hatch, 2020). Da Mutationen im Gen, welches für den FGFR2 codiert, potenzielle Auslöser einer syndromalen Kraniosynostose sind (Sawh-Martinez and Steinbacher, 2019), könnte hier möglicherweise der lange gesuchte Link zwischen der eigentlich verminderten Mineralisierung von Knochen und Zähnen und der somit zunächst widersprüchlich erscheinenden, vorzeitigen Schädelnahtverknöcherung bei schwer betroffenen HPP-Patienten sein.

3.2.2. Extraossäre Verkalkungen bei Hypophosphatasie

Extraossäre Verkalkungen entstehen bei der Hypophosphatasie einerseits durch die von PPi-Kristallen eingeleitete Entzündung und sind andererseits putative Folge der hochdosierten Ersatztherapie in der Langzeitperspektive.

Proinflammatorisch getriggerte, verkalkende Entzündungen

Die Akkumulation von Substraten der TNAP ist, wie bereits beschrieben, abhängig von ihrer enzymatischen Restaktivität. Dabei wird der Substratstau auch davon beeinflusst, wie aktiv die vorgeschalteten Enzyme, wie zum Beispiel ENPP1, sind. Im Prinzip wären somit Menschen mit Defizienz der Alkalischen Phosphatase eigentlich vor Verkalkungen geschützt. Akkumulation von PPi kann aber durch Kristallbildung in Zusammenwirkung mit entzündlicher Aktivität auch extraossär zu Kristallopathien führen, die verkalkende Entzündungen verursachen (Beck et al., 2008; Mulay and Anders, 2016). Die Symptome im Knochen und in den Weichteilen äußern sich in Rötung, Schwellung und Schmerzen. Wasseransammlung und Entzündung im Knochen verursachen das Bild der abakteriellen Osteomyelitis, im Muskel führt dies zu einer Myopathie. Innerhalb des Gelenkes kann eine Arthritis induziert werden, die einer Gichtarthritis ähnlich ist. In Weichteilen, wie in der Muskulatur oder im Bindegewebe, können extraossäre Verkalkungen entstehen, hauptsächlich im Bereich von Sehnen und Insertionsstellen. Die zugrundeliegende Entzündung wird wahrscheinlich über Toll-like-Rezeptoren (TLR2 und 4) vermittelt und durch die konsekutive Ausschüttung proinflammatorischer Zytokine unterhalten. Die stromabwärts gelegene Entzündungskaskade besteht in der vermehrten Expression und Ausschüttung von Interleukin-1β, Interleukin-6, Interleukin-8 und vermutlich auch NFκB aktivierender proinflammatorischer Zytokine, wie zum Beispiel der Tumornekrosefaktor α (TNFα) (☞ Abb. 3.2B) (Mulay et al., 2020; Hedrich et al., 2020). Die proinflammatorische Aktivität, unter Beteiligung der geschilderten Zytokine, ist auch Bestandteil der Initialreaktion der osteogenen Differenzierung und das proinflammatorische Profil ist z.B. der "*DNA damage response*" (DDR) und dem Seneszenz-assoziierten sekretorischen Phänotyp (SASP) gealterter Zellen ähnlich. Wird diese proinflammatorische Reaktion nicht rechtzeitig terminiert (*timely resolution of inflammation*), führt sie zu einer sich selbst ständig verstärkenden Entzündung mit entsprechenden pathologischen Mineralisierungserscheinungen auch im Weichgewebe. Die molekularen Mechanismen des Zusammenspiels zwischen chronischer Inflammation und Gewebe-Kalzifizierung sind in MSCs *in vitro* sowie am intensivsten in der kardiovaskulären Forschung beschrieben (☞ auch folgenden Abschnitt) (Ebert et al., 2015; Duer et al., 2020).

Die Rolle der TNAP bei der Arteriosklerose

Pathologische Kalzifizierung konnte im Mausmodell durch eine gezielte TNAP-Überexpression in Endothelzellen ausgelöst werden (Savinov et al., 2015). In einer kürzlich erschienenen Studie wurde außerdem gezeigt, dass das rekombinante TNAP-Enzym Asfotase alfa auch an diesen Orten der pathologischen Kalzifizierung binden und somit nicht nur Knochen und Zähne ansteuern kann (Amadeu de Oliveira et al., 2020). Generell, spielt bei der vaskulären Kalzifizierung vor allem das Verhältnis zwischen PPi/Pi eine zentrale Rolle, welches unter anderem durch die TNAP determiniert wird (Azpiazu et al., 2019). Zudem beeinflusst das Enzym die Transdifferenzierung von glatten Gefäßmuskelzellen (VSMCs) in die chondrogene Richtung, und zwar über Kalziumablagerungen und den BMP2-Signalweg (Fakhry et al., 2017). Eine neue Studie von Tani et al., die in einem Mausmodell mit chronischer Nierenerkrankung und einem Mineralisierungsdefekt durchgeführt wurde, konnte zeigen, dass die Behandlung der Tiere mit dem TNAP-Inhibitor SBI-425 die arterielle Kalzifizierung der Tunica media verhindert (Tani et al., 2020). Selbst wenn man annehmen kann, dass eine erhöhte TNAP-Aktivität per se wenn überhaupt nur einen sehr milden stimulierenden Einfluss auf die Arteriosklerose hat, so sprechen doch die Ergebnisse der präklinischen Untersuchungen in genetisch veränderten Mausmodellen sehr dafür, dass auf dem Boden einer anderweitig verursachten Prädisposition eine erhöhte TNAP-Aktivität die Progression einer Arteriosklerose stark beschleunigen kann. Neue Erkenntnisse zeigen, dass die glatten Muskelzellen der Gefäßwand hierbei eine herausragende Rolle spielen. Sie beginnen unter dem Einfluss einer lokalen entzündlichen Aktivität, vermehrt den Transkriptionsfaktor *Runt-related transcription factor 2* (RUNX2) zu bilden und entwickeln sich mehr und mehr in Richtung eines osteoblastären Phänotyps. Propagiert dies zunächst "nur" die so genannte Mediasklerose, kann im Rahmen von Stoffwechselstörungen wie Dyslipidämie und/oder Diabetes mellitus unter Beteiligung ortständiger und rekrutierter Makrophagen ein atheromatöser Prozess unterhalten werden, der die Stenosierungen von Gefäßen fördert. Der Prozess kann im Extremfall dazu führen, dass man Knochen-ähnliche Mikrostrukturen in großen Gefäßen findet. Auf dieser Grundlage entstehen bekannte kardiovaskuläre Komplikationen wie Myokardinfarkt und Schlaganfall (Jaminon et al., 2019; Chen et al., 2020). Die Zusammenhänge werden in der kardiovaskulären Literatur inzwischen so weitgehend diskutiert, dass Hemmung der TNAP als eine mögliche Therapie der Arteriosklerose besprochen wird (Goettsch et al., 2020). Auch wenn bei jungen Menschen noch wenig prädisponierende Pathologie solche Vorgänge fördert, muss man bei Erwachsenen die Möglichkeit der Förderung einer Arteriosklerose durch hoch dosierte Enzymersatztherapie als möglichen unerwünschten Langzeiteffekt im Auge behalten und verbesserte therapeutische Strategien auch mit Blick auf die kardiovaskuläre Situation entwickeln.

Insgesamt kann es somit im Rahmen der HPP zu einer an sich paradoxen Symptomatik kommen, indem die geregelte Mineralisierung im Knochengewebe gestört ist, während durch den Anstau von Substraten die pathologische Verkalkung in Weichteilgeweben gefördert wird, wobei hier Kristalle aus PPi die Hauptrolle spielen. Abbildung 3.2 B fasst die Kette der möglichen Störungen und Konsequenzen in einem Schema zusammen. Die geschilderten pathologischen Verkalkungen in Weichgeweben sind Ursache der rheumaähnlichen Krankheitsbilder, die bei Hypophosphatasie gehäuft vorkommen und in den Abschnitten über die klinische Symptomatik ausführlicher beschrieben werden.

Grundlage einer erfolgreichen HPP-Therapie ist es, eine ausreichend hohe Konzentration des TNAP-Enzyms in der jeweiligen Mikroumgebung zu schaffen. Hierbei wird die Membranverankerung des endogenen Enzyms ersatzweise pharmakologisch durch einen Hydroxylapatit-Anker am rekombinanten Enzym ersetzt. Dennoch wird man durch das Einfügen eines Deka-Aspartats, dem "Knochenanker" von Asfotase alfa, nur teilweise der Aufgabe gerecht. Weichgewebe, die ebenfalls eine TNAP-Defizienz aufweisen, werden im Gegensatz zum Knochen nur ungenügend erreicht, Pathologien in den Gefäßen könnten gefördert werden. Neuere Ergebnisse zeigen, dass GPI-Proteine durch mechanische Reize auf der Zelloberfläche zusammen mit Integrinen in Nanoclustern rekrutiert werden und dadurch neue Signaturen von Genregulation auslösen können, ein Phänomen, das durchaus auch für die TNAP in skelettalen Vorläufern von Bedeutung sein könnte (Kalappurakkal et al., 2019; Carmody et al., 2020; Kinoshita, 2020). Zukünftige Entwicklungen müssen sich auch mit neuen Technologien befassen, die eine gezieltere Target-Ansteuerung erlauben und einem kompletten Enzymersatz auch in Weichgeweben näherkommen. Membranverankerungstechnologien werden beispielsweise in diesem Zusammenhang erforscht. Der Bedarf ist größer als man zunächst annehmen wollte. Die beim Menschen vorkommenden etwa 150 GPI-Anker-Proteine sind vielfältigen Störungen unterworfen, nicht zuletzt im Rahmen von seltenen erblichen Erkrankungen, welche mutationsbedingt bei den an der GPI-Anker-Synthese beteiligten Proteinen Defizienzen verursachen (Baratang et al., 2019). Solche Mutationen verursachen komplexe Syndrome, auch mit Beteiligung von Knochenfehlbildungen. Die Freisetzung (Shedding) von GPI-verankerten Proteinen durch Enzyme wie Phospholipasen ist dabei ein weiterer Angriffspunkt zukünftiger Strategien, über die sowohl bezüglich Stoffwechselerkrankungen als auch Krebserkrankungen intensiv geforscht wird (Fotoran et al., 2020).

3.3. Literatur

Amadeu de Oliveira, F., Narisawa, S., Bottini, M., and Millan, J.L. (2020). Visualization of Mineral-Targeted Alkaline Phosphatase Binding to Sites of Calcification In Vivo. J Bone Miner Res, 10.1002/jbmr.4038.

Azpiazu, D., Gonzalo, S., and Villa-Bellosta, R. (2019). Tissue Non-Specific Alkaline Phosphatase and Vascular Calcification: A Potential Therapeutic Target. Curr Cardiol Rev *15(2)*, 91-95.

Baratang, N.V., Jimenez Cruz, D.A., Ajeawung, N.F., Nguyen, T., Pacheco-Cuéllar, G., and Campeau, P.M. (2019). Inherited glycophosphatidylinositol deficiency variant database and analysis of pathogenic variants. Molecular genetics & genomic medicine *7(7)*, e00743.

Beck, C., Morbach, H., Richl, P., Stenzel, M., and Girschick, H.J. (2009). How can calcium pyrophosphate crystals induce inflammation in hypophosphatasia or chronic inflammatory joint diseases?. Rheumatology international *29(3)*, 229–238.

Bessueille, L., Briolay, A., Como, J., Mebarek, S., Mansouri, C., Gleizes, M., El Jamal, A., Buchet, R., Dumontet, C., Matera, E.L., Mornet, E., Millan, J.L., Fonta, C., and Magne, D. (2020). Tissue-nonspecific alkaline phosphatase is an anti-inflammatory nucleotidase. Bone *133*, 115262.

Carmody, L.C., Blau, H., Danis, D., Zhang, X.A., Gourdine, J.P., Vasilevsky, N., Krawitz, P., Thompson, M.D., and Robinson, P.N. (2020). Significantly different clinical phenotypes associated with mutations in synthesis and transamidase+remodeling glycosylphosphatidylinositol (GPI)-anchor biosynthesis genes. Orphanet journal of rare diseases *15(1)*, 40.

Chen, Y., Zhao, X., and Wu, H. (2020). Transcriptional Programming in Arteriosclerotic Disease: A Multifaceted Function of the Runx2 (Runt-Related Transcription Factor 2). Arteriosclerosis, thrombosis, and vascular biology *41(1)*, 20-34.

Christakos, S., Li, S., De La Cruz, J., and Bikle, D.D. (2019). New developments in our understanding of vitamin metabolism, action and treatment. Metabolism *98*, 112-120.

Ciciarello, M., Zini, R., Rossi, L., Salvestrini, V., Ferrari, D., Manfredini, R., and Lemoli, R.M. (2013). Extracellular purines promote the differentiation of human bone marrow-derived mesenchymal stem cells to the osteogenic and adipogenic lineages. Stem cells and development *22*, 1097-1111.

Duer, M., Cobb, A.M., and Shanahan, C.M. (2020). DNA Damage Response: A Molecular Lynchpin in the Pathobiology of Arteriosclerotic Calcification. Arteriosclerosis, thrombosis, and vascular biology *40(7)*, e193–e202.

Ebert, R., Benisch, P., Krug, M., Zeck, S., Meißner-Weigl, J., Steinert, A., Rauner, M., Hofbauer, L., and Jakob, F. (2015). Acute phase serum amyloid A induces proinflammatory cytokines and mineralization via toll-like receptor 4 in mesenchymal stem cells. Stem Cell Res *15*, 231-239.

Erben, R.G. (2019). Physiologie und Pathophysiologie von FGF23 und Klotho. Nephrologe *14*, 302–304.

Fakhry, M., Roszkowska, M., Briolay, A., Bougault, C., Guignandon, A., Diaz-Hernandez, J.I., Diaz-Hernandez, M., Pikula, S., Buchet, R., Hamade, E., Badran, B., Bessueille, L., and Magne, D. (2017). TNAP stimulates vascular smooth muscle cell trans-differentiation into chondrocytes through calcium deposition and BMP-2 activation: Possible implication in atherosclerotic plaque stability. Biochim Biophys Acta Mol Basis Dis *1863(3)*, 643-653.

Fotoran, W.L., Kleiber, N., Müntefering, T., Liebau, E., and Wunderlich, G. (2020). Production of glycosylphosphatidylinositol-anchored proteins for vaccines and directed binding of immunoliposomes to specific cell types. The journal of venomous animals and toxins including tropical diseases *26*, e20200032.

Fujimoto, K., Shioi, A., Miki, Y., Kakutani, Y., Morioka, T., Shoji, T., Emoto, M., and Inaba, M. (2019). Adenosine Attenuates Aortic Smooth Muscle Cell Calcification through A3 Adenosine Receptor. The Tohoku journal of experimental medicine *249(4)*, 275–283.

Goettsch, C., Strzelecka-Kiliszek, A., Bessueille, L., Quillard, T., Mechtouff, L., Pikula, S., Canet-Soulas, E., Millan, J.L., Fonta, C., and Magne, D.(2020). TNAP as a therapeutic target for cardiovascular calcification - a discussion of its pleiotropic functions in the body. Cardiovascular research, cvaa299.

Harmey, D., Hessle, L., Narisawa, S., Johnson, K.A., Terkeltaub, R., and Millan, J.L. (2004). Concerted regulation of inorganic pyrophosphate and osteopontin by akp2, enpp1, and ank: an integrated model of the pathogenesis of mineralization disorders. Am J Pathol *164*, 1199-1209.

Hedrich, C. M., Morbach, H., Reiser, C., and Girschick, H. J. (2020). New Insights into Adult and Paediatric Chronic Non-bacterial Osteomyelitis CNO. Current rheumatology reports *22(9)*, 52.

Hoebertz, A., Meghji, S., Burnstock, G., and Arnett, T.R. (2001). Extracellular ADP is a powerful osteolytic agent: evidence for signaling through the P2Y(1) receptor on bone cells. FASEB journal, official publication of the Federation of American Societies for Experimental Biology *15(7)*, 1139–1148.

Hoebertz, A., Arnett, T.R., and Burnstock, G. (2003). Regulation of bone resorption and formation by purines and pyrimidines. Trends in pharmacological sciences *24(6)*, 290–297.

Illes, P., Müller, C. E., Jacobson, K. A., Grutter, T., Nicke, A., Fountain, S. J., Kennedy, C., Schmalzing, G., Jarvis, M. F., Stojilkovic, S. S., King, B. F., and Di Virgilio, F. (2020). Update of P2X receptor properties and their pharmacology: IUPHAR Review 30. British journal of pharmacology *178(3)*, 489-514.

Jacobson, K. A., Delicado, E. G., Gachet, C., Kennedy, C., von Kügelgen, I., Li, B., Miras-Portugal, M. T., Novak, I., Schöneberg, T., Perez-Sen, R., Thor, D., Wu, B., Yang, Z., and Müller, C. E. (2020). Update of P2Y receptor pharmacology: IUPHAR Review 27. British journal of pharmacology *177(11)*, 2413–2433.

Jaminon, A., Reesink, K., Kroon, A., and Schurgers, L. (2019). The Role of Vascular Smooth Muscle Cells in Arterial Remodeling: Focus on Calcification-Related Processes. International journal of molecular sciences *20(22)*, 5694.

Kalappurakkal, J.M., Anilkumar, A.A., Patra, C., van Zanten, T.S., Sheetz, M.P., and Mayor, S. (2019). Integrin Mechano-chemical Signaling Generates Plasma Membrane Nanodomains that Promote Cell Spreading. Cell *177(7)*, 1738–1756.e23.

Khan M., Jose, A., and Sharma, S. (2020). Physiology, Parathyroid Hormone. [Updated 2020 Jul 26]. In: StatPearls. Treasure Island (FL): StatPearls Publishing; 2020 Jan-. Available from: https://www.ncbi.nlm.nih.gov/books/NBK499940/

Kinoshita T. (2020). Biosynthesis and biology of mammalian GPI-anchored proteins. Open biology *10(3)*, 190290.

Li, B., He, X., Dong, Z., Xuan, K., Sun, W., Gao, L., Liu, S., Liu, W., Hu, C., Zhao, Y., Shi, S., and Jin, Y. (2020). Ionomycin ameliorates hypophosphatasia via rescuing alkaline phosphatase deficiency-mediated L-type Ca2+ channel internalization in mesenchymal stem cells. Bone research *8*, 19.

Liu, W., Zhang, L., Xuan, K. et al. (2018a). Alpl prevents bone ageing sensitivity by specifically regulating senescence and differentiation in mesenchymal stem cells. Bone Res *6*, 27.

Liu, W., Zhang, L., Xuan, K., Hu, C., Li, L., Zhang, Y., Jin, F., and Jin, Y. (2018b). Alkaline Phosphatase Controls Lineage Switching of Mesenchymal Stem Cells by Regulating the LRP6/GSK3β Complex in Hypophosphatasia. Theranostics *8(20)*, 5575–5592.

Mediero, A. and Cronstein, B.N. (2013). Adenosine and bone metabolism. Trends in endocrinology and metabolism: TEM *24(6)*, 290–300.

Millán, J.L. (2013). The Role of Phosphatases in the Initiation of Skeletal Mineralization. Calcified tissue international *93*, 299-306.

Millán, J.L., and Whyte, M.P. (2016). Alkaline Phosphatase and Hypophosphatasia. Calcif Tissue Int *98*, 398-416.

Mulay, S.R. and Anders, H.J. (2016). Crystallopathies. The New England journal of medicine *374(25)*, 2465–2476.

Mulay, S. R., Steiger, S., Shi, C., and Anders, H. J. (2020). A guide to crystal-related and nano- or microparticle-related tissue responses. The FEBS journal *287(5)*, 818–832.

Nam, H.K., Vesela, I., Siismets, E., and Hatch, N.E. (2019). Tissue nonspecific alkaline phosphatase promotes calvarial progenitor cell cycle progression and cytokinesis via Erk1,2. Bone *120*, 125–136.

Nango, N., Kubota, S., Hasegawa, T., Yashiro, W., Momose, A., and Matsuo, K. (2016). Osteocyte-directed bone demineralization along canaliculi. Bone *84*, 279-288.

Opdebeeck, B., Orriss, I.R., Neven, E., D'Haese, P.C., and Verhulst, A. (2020). Extracellular Nucleotides Regulate Arterial Calcification by Activating Both Independent and Dependent Purinergic Receptor Signaling Pathways. International journal of molecular sciences *21(20)*, 7636.

Orriss, I.R., Burnstock, G., and Arnett, T. R. (2010). Purinergic signalling and bone remodelling. Current opinion in pharmacology *10(3)*, 322–330.

Orriss, I.R., Wang, N., Burnstock, G., Arnett, T.R., Gartland, A., Robaye, B., and Boeynaems, J.M. (2011). The P2Y(6) receptor stimulates bone resorption by osteoclasts. Endocrinology *152(10)*, 3706-16.

Orriss, I.R., Key, M.L., Brandao-Burch, A., Patel, J.J., Burnstock, G., and Arnett, T.R. (2012). The regulation of osteoblast function and bone mineralisation by extracellular nucleotides: The role of p2x receptors. Bone *51*, 389-400.

Orriss, I.R. (2015). The role of purinergic signalling in the musculoskeletal system. Auton Neurosci *191*, 124-34.

Peacock M. (2021). Phosphate Metabolism in Health and Disease. Calcified tissue international *108(1)*, 3–15.

Rumney, R.M., Wang, N., Agrawal, A., and Gartland, A. (2012). Purinergic signalling in bone. Frontiers in endocrinology *3*, 116.

Savinov, A.Y., Salehi, M., Yadav, M.C., Radichev, I., Millan, J.L., and Savinova, O.V. (2015). Transgenic Overexpression of Tissue-Nonspecific Alkaline Phosphatase (TNAP) in Vascular Endothelium Results in Generalized Arterial Calcification. J Am Heart Assoc *4 (12)*:e002499.

Sawh-Martinez, R. and Steinbacher, D.M. (2019). Syndromic Craniosynostosis. Clinics in plastic surgery *46(2)*, 141–155.

Siismets, E. M. and Hatch, N. E. (2020). Cranial Neural Crest Cells and Their Role in the Pathogenesis of Craniofacial Anomalies and Coronal Craniosynostosis. Journal of developmental biology *8(3)*, 18.

Tani, T., Fujiwara, M., Orimo, H., Shimizu, A., Narisawa, S., Pinkerton, A.B., Millán, J.L., and Tsuruoka, S. (2020). Inhibition of tissue-nonspecific alkaline phosphatase protects against medial arterial calcification and improves survival probability in the CKD-MBD mouse model. J Pathol *250(1)*, 30-41.

Whyte, M.P. (2016). Hypophosphatasia - aetiology, nosology, pathogenesis, diagnosis and treatment. Nature reviews. Endocrinology *12(4)*, 233–246.

Yadav, M.C., Simao, A.M., Narisawa, S., Huesa, C., McKee, M.D., Farquharson, C., and Millan, J.L. (2011). Loss of skeletal mineralization by the simultaneous ablation of PHOSPHO1 and alkaline phosphatase function: a unified model of the mechanisms of initiation of skeletal calcification. Journal of bone and mineral research: the official journal of the American Society for Bone and Mineral Research *26*, 286-297.

Zimmermann, H., Zebisch, M., and Sträter, N. (2012). Cellular function and molecular structure of ecto-nucleotidases. Purinergic signalling *8(3)*, 437–502.

4. Die Rolle der TNAP außerhalb des Knochens mit Schwerpunkt auf neuronalen Systemen

4.1. Neurologische Symptome der Hypophosphatasie (HPP)

Im Fokus des allgemeinen Interesses stand die Rolle der gewebeunspezifischen Alkalischen Phosphatase (TNAP) bisher in erster Linie im Zusammenhang mit ihrer zentralen Funktion bei der Mineralisierung von Knochen und Zähnen, doch auch in anderen Systemen zeigt sich die Bedeutung dieses Enzyms zunehmend, so dass man bei der Hypophosphatasie (HPP) heutzutage ohne Zweifel von einer multisystemischen Erkrankung sprechen kann. So leiden HPP-Patienten zum Teil auch unter Störungen der Nierenfunktion oder des Gastrointestinaltrakts (Brandt, 2011). Zudem können bei der besonders schweren perinatalen Verlaufsform der HPP cerebrale Krampfanfälle auftreten (Hofmann et al., 2013; Nunes et al., 2002). Bei einem von Hofmann et al. beschriebenen, schwer betroffenen Säugling wurde zusätzlich zu den cerebralen Krampfanfällen eine fortschreitende zystische Enzephalopathie mit einer fast vollständigen Zerstörung des Cerebrums und der Basalganglien beschrieben. In den Bereichen Thalamus, Cerebellum und Hirnstamm sowie der Blut-Hirn-Schranke konnten hingegen keine pathologischen Veränderungen beobachtet werden. Auffällig war zudem der verminderte Gehalt von Homovanillinsäure (HVA), einem Abbauprodukt von Dopamin, im Liquor dieses Patienten. Die Messwerte für 5-Hydroxyindolessigsäure (5HIAA), einem Abbauprodukt von Serotonin, hingegen waren unauffällig (Hofmann et al., 2013). Des Weiteren klagen v.a. erwachsene HPP-Patienten über Schlafstörungen und psychosomatische Begleiterkrankungen wie Angststörungen und Depressionen (Brandt, 2011; Colazo et al., 2018). Bei vielen Betroffenen besteht eine Nephrokalzinose mit Einschränkung der Nierenfunktion und auch chronische Schmerzen können die Lebensqualität stark einschränken (Rockman-Greenberg, 2013). Die molekularbiologischen Zusammenhänge sind auch in diesem Bereich noch nicht vollkommen geklärt. Die Belastung durch auftretende Schmerzen ist laut einer aktuellen Studie bei denjenigen Patienten am höchsten, die nicht ausgeheilte (Pseudo)Frakturen im Knochen aufweisen (Seefried et al., 2020).

Colazo et al. zeigten auf, dass neurologische Symptome wie Schlafstörungen, Depressionen und Angsterkrankungen in der untersuchten HPP-Patientenkohorte mit einer Häufigkeit von jeweils 51 %, 39 % oder 35 % auftraten, was in allen Fällen einer erhöhten Prävalenz im Vergleich zur Kontrollgruppe entspricht (Colazo et al., 2018). Interessanterweise rückten auch weitere neurologische Symptome, die in der Vergangenheit in der Fachliteratur kaum Beachtung fanden, in den letzten Jahren in den wissenschaftlichen Fokus. Hierzu gehört z.B. der Verlust der Hörfähigkeit, der ebenfalls im Zusammenhang mit der HPP auftreten kann und bereits im Fall eines an perinataler HPP erkrankten Patienten durch die Behandlung mit dem rekombinanten TNAP-Enzym Asfotase alfa verbessert werden konnte (Colazo et al., 2018; Chida-Naomiya et al., 2020).

4.2. Lokalisierung der TNAP im Gehirn

In Untersuchungen des humanen Gehirns konnte gezeigt werden, dass sowohl in endothelialen als auch in neuronalen Zellen ausschließlich die auch im Knochen exprimierte Form des TNAP-Enzyms exprimiert wird und somit keine spezielle neuronale Form gebildet wird. Des Weiteren verändert sich die TNAP-Expression im Laufe der Entwicklung stark (Brun-Heath et al., 2011). Die Lokalisierung des Enzyms im adulten Gehirn ist bei Nagern bisher weitaus besser untersucht als im humanen Gehirn. Bei Nagern ist die Aktivität der TNAP in mehreren cortikalen sowie subcortikalen Regionen in unterschiedlicher Intensität zu finden. Eine sehr hohe TNAP-Aktivität ist beispielweise im olfaktorischen Bulbus, im Hypothalamus, im Cortex, im Colliculus superior sowie inferior und in der Medulla oblongata nachweisbar. Auch im Thalamus ist die Aktivität des Enzyms hoch (Langer et al., 2008). Im humanen Gehirn findet man eine deutliche TNAP-Expression vor allem in mehreren Regionen des Neocortex. Das Muster der Expression durchzieht den Okzipital-, Frontal- und Temporallappen in Layer 5 sowie die primären visuellen und somatosensorischen Cortices in Layer 4 (☞ Abb. 4.1A). Ein weiterer Bereich in dem speziesübergreifend eine vergleichbar hohe TNAP-Expression vorhanden ist, ist die Retina. Hier findet man eine Enzymaktivität (abgesehen von den Blutgefäßen) sowohl in der Photorezeptorschicht als auch in den inneren und äußeren plexiformen Schichten. Die spezifische Lokalisierung des Enzyms, sowohl im Cortex als auch an zentralen Stellen der retinalen Signalübertragung, lässt eine Beteiligung der TNAP an entscheidenden regulatorischen Prozessen innerhalb des Gehirns als sehr wahrscheinlich erscheinen (Kantor et al., 2014; Negyessy et al., 2011). Unsere eigenen Untersuchungen am Modellorganismus Zebrafisch zeigten eine Expression des Enzyms im Gehirn vor allem in Bereichen des Telencephalons, des Mesencephalons und in ventrikulären Strukturen. Diese spielen eine bedeutende Rolle für die Neubildung von Neuronen außerhalb der Embryonalentwicklung, der sogenannten adulten Neurogenese (Ohlebusch et al., 2020).

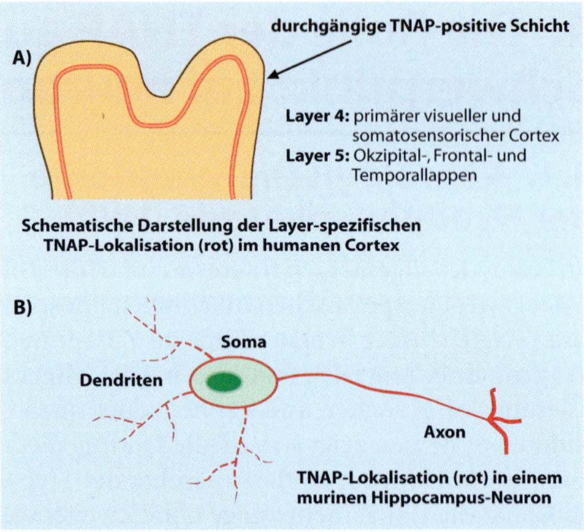

Abb. 4.1: A) Schematische Darstellung der TNAP-Expression im humanen Cortex. Eine durchgängige TNAP-positive Schicht durchzieht den Okzipital-, Frontal- und Temporallappen in Layer 5 und den primären visuellen und somatosensorischen Cortex in Layer 4 (Negyessy et al., 2011). B) Schematische Darstellung der TNAP-Lokalisation in einem murinen Hippocampus-Neuron. Starke TNAP-Expression (kontinuierliche rote Linie) konnte im Soma sowie an den Axonen – dort vor allem in den distalen Bereichen und an den Verzweigungspunkten – nachgewiesen werden. In Dendriten wird die TNAP hingegen nur schwach (unterbrochene rote Linie) exprimiert (Diez-Zaera et al., 2011).

Die Tabelle 4.1 zeigt eine Übersicht der spezifischen Gehirnregionen, in denen in verschiedenen Wirbeltier-Spezies eine TNAP/Tnap-Expression nachgewiesen werden konnte.

Gewebe	Primaten (TNAP)	Maus (TNAP)	Zebrafisch (Tnap)
Blutgefäß	+	+	+
Retina	+	+	+
Vorderhirn			
Diencephalon (Hypothalamus, Thalamus)	kA	+	+
Telencephalon (Amygdala, Cortex, Hippocampus, Septum, Pallidum)	+	+	+
Olfaktorischer Bulbus	kA	+	kA
Mittelhirn			
Ventrikuläre Zonen (z.B. DiV und TeV im Mittelhirn)	+	+	+
Septum	kA	+	+
Nachhirn			
Medulla oblongata, Metencephalon	kA	+	+

Tab. 4.1: Expressionsmuster von TNAP/Tnap im Gehirn von Primaten, Mäusen und Zebrafischen im Vergleich. Modifiziert nach (Ohlebusch et al., 2020). kA: keine Angaben, +: Expression nachgewiesen.

4.3. Beteiligung der TNAP am Neurotransmittermetabolismus

Auch im Rahmen der synaptischen Ttransmission wird der TNAP eine konkrete Rolle zugeschrieben. So konnte mittels elektronenmikroskopischer Untersuchungen gezeigt werden, dass das Enzym spezifisch an neuronalen Membranen und an synaptischen Kontakten – hier in enger räumlicher Nähe zum GABA synthetisierenden Enzym GAD_{65} – lokalisiert ist (Fonta et al., 2004, 2005). Einer der zentralen Befunde, die für die Relevanz der TNAP im Nervensystem sprechen, kann auf die Tatsache zurückgeführt werden, dass Pydridoxal-5‘-Phosphat (PLP) zu ihren Substraten zählt. Durch den Nachweis einer Anreicherung von PLP im Serum von HPP-Patienten, konnte eine Beteiligung des Enzyms am Vitamin B6-Stoffwechsel aufgezeigt werden (Whyte et al., 1985). Da es sich bei PLP um einen unabdingbareren Cofaktor einer großen Anzahl von Enzymen handelt, kann unter anderem ein Effekt auf den Metabolismus der Catecholamine (z.B. Dopamin), des Serotonins und der γ-Aminobuttersäure (GABA), des wichtigsten inhibitorisch wirkenden Neurotransmitters des Gehirns, beobachtet werden. Paradoxerweise leiden HPP-Patienten trotz eines erhöhten PLP-Spiegels im Blut an einem PLP-Mangel im Gehirn. Ursächlich hierfür ist, dass zunächst die enzymatische Aktivität der TNAP benötigt wird, um Pyridoxal (PL) in ausreichendem Maße durch Dephosphorylierung von PLP bereitzustellen. Nur diese Transportform des Vitamin B6 kann die Blut-Hirn-Schranke überqueren, um anschließend im Gehirn wieder zu PLP phosphoryliert zu werden (Clayton, 2006). Ein Enzym, welches im Zentrum der Synthese vieler wichtiger Neurotransmitter steht und auf PLP als Cofaktor angewiesen ist, ist die Aromatische L-Aminosäure Decarboxylase (AADC) (☞ Abb. 4.2). In Untersuchungen von Patienten mit AADC-Defizienz, welche von Manegold et al. beschrieben wurden, traten neuronale Symptome wie mentale Retardierung, einzelne epileptische Krampfanfälle, sowie eine verzögerte Entwicklung der motorischen Fähigkeiten auf. Zudem konnte eine hohe familiäre Inzidenz von psychosomatischen Erkrankungen wie Depressionen und Psychosen festgestellt werden (Manegold et al., 2009).

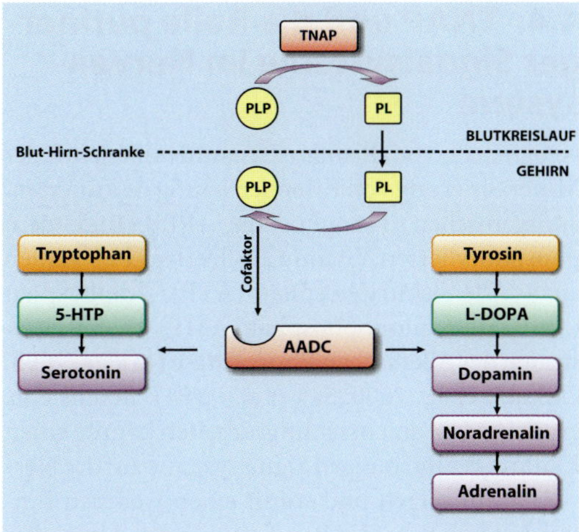

Abb. 4.2: Schematische Darstellung des Zusammenhangs zwischen TNAP-Aktivität und dem Monoaminmetabolismus (mod. n. Balasubramaniam et al., 2010). Die Alkalische Phosphatase (TNAP) muss Pyridoxalphosphat (PLP) zu Pyridoxal (PL) dephosphorylieren, um dessen Transport ins Gehirn zu ermöglichen. Nach anschließender Re-Phosphorylierung im Gehirn dient PLP unter anderem als Cofaktor für die Aromatische L-Aminosäuredecarboxylase (AADC), welche im Zentrum der Synthese der Catecholamine und Serotonin steht. 5-HTP = 5-Hydroxytryptophan, L-DOPA = L-Dopamin.

Einen weiteren wichtigen Hinweis auf die Rolle der TNAP im Neurotransmitter-Metabolismus geben die Untersuchungen von Balasubramaniam et al., die bei HPP-Patienten mit einer perinatal letalen Form epileptische Enzephalopathie sowie schwerwiegende Veränderungen im Neurotransmitter-Metabolismus, aufgrund der verminderten Verfügbarkeit von PLP im Gehirn, beobachtet haben (Balasubramaniam et al., 2010). Auch homozygote Mäuse für ein TNAP-Nullallel entwickeln aufgrund der vorliegenden Defekte im PLP-Metabolismus bereits kurz nach der Geburt schwere Krampfanfälle und der GABA-Gehalt in deren Gehirn ist erniedrigt. Die beschriebenen Effekte konnten durch die Gabe von Pyridoxal wieder aufgehoben werden (Fedde et al., 1999; Narisawa et al., 1997; Waymire et al., 1995). Jardim et al. beobachteten bei einem Patienten mit Pyridoxin-abhängigen Krampfanfällen eine Störung des GABA-Metabolismus und pathologische Veränderungen der weißen Substanz, welche auf eine fehlerhafte Myelinisierung der Axone zurückzuführen ist (Jardim et al., 1994).

4.4. TNAP und die Rolle purinerger Signalsysteme im Nervensystem

Neben dem, vor allem im Zusammenhang mit der Mineralisierung von Knochen häufig diskutierten, anorganischen Pyrophosphat (PPi) und dem phosphorylierten Vitamin B6-Derivat PLP zählen auch Adenosintriphosphat (ATP), -diphosphat (ADP) und -monophosphat (AMP) zu den Substraten der Alkalischen Phosphatase (Millan, 2006; Ohkubo et al., 2000; Say et al., 1991). Bereits eine große Anzahl an Forschungsarbeiten konnte einen Einfluss der purinergen Signalsysteme auf das Nervensystem zeigen und somit einen weiteren Einflussbereich der TNAP auf neuronaler Ebene liefern.

ATP ist biologisch auf vielfältige Weise aktiv: als direkter Neurotransmitter, als Co-Transmitter, als Gliotransmitter, spielt zudem eine Rolle bei der Kommunikation zwischen Neuronen und Gliazellen, bei der Neuroprotektion, bei der Neuroregeneration und bei der Regulation der synaptischen Plastizität. Des Weiteren ist ATP an der Schmerzwahrnehmung beteiligt (Abbracchio et al., 2009; Burnstock et al., 2011; Burnstock, 2015; Matute and Cavaliere, 2011). So wird es von Epithelzellen nach Mechanostimulation freigesetzt und löst durch Bindung an $P2X_3$ bzw. $P2X_{2/3}$ Rezeptoren subepithelialer, sensorischer Neuronen eine Weiterleitung des Signals in Hirnareale für die Schmerzwahrnehmung aus (Abbracchio et al., 2009; Burnstock and Wood, 1996). Im Zentrum der purinergen Signalkaskaden regulieren Ektonukleotidasen, zu denen auch die Alkalische Phosphatase zählt, die Verfügbarkeit der Nukleotide an den purinergen Rezeptoren (Zimmermann et al., 2012). Adenosin, welches am Ende der Dephosphorylierungskaskade aus ATP entsteht, moduliert hierbei verschiedene Neurotransmittersysteme, es spielt eine Rolle bei der Neuroprotektion, bei neurodegenerativen Erkrankungen wie Parkinson oder Alzheimer und ist außerdem an der Regulation des Schlaf-Wach-Rhythmus beteiligt (Basheer et al., 2004; Fredholm et al., 2005).

Des Weiteren wird eine Störung im Purin-Stoffwechsel als mögliche Ursache für das Auftreten von Krampfanfällen diskutiert. ATP kann nach seiner Freisetzung an P2-Rezeptoren binden und wird anschließend durch Ektonukleotidasen zu Adenosin abgebaut, welches seinerseits an P1-Rezeptoren binden und die Freisetzung von Neurotransmittern modulieren kann. In diesem Zusammenhang konnte eine erhöhte Ektonukleotidase-Aktivität bei Patienten mit chronischen Krampfanfällen oder Epilepsie beobachtet werden (Bonan et al., 2000; Cognato and Bonan, 2010). Zudem konnten Korrelationen zwischen einer genetischen Veränderung (Nukleotid-Polymorphismus (SNP)) im Gen, das für den purinergen Rezeptor $P2X_7$ codiert, und dem Auftreten von schweren Depressionen gezeigt werden (Lucae et al., 2006). Die Co-Lokalisation der beiden Ektonukleotidasen Nukleosid Triphosphat Diphosphohydrolase 2 (NTPDase 2) und TNAP in Zellen der proliferativen Zonen sich entwickelnder Mäusehirne und in der subventrikulären Zone adulter Mäusehirne weist auf einen Einfluss des purinergen Systems auf die embryonale bzw. adulte Neurogenese hin (Langer et al., 2007). Mäuse mit verringerter TNAP-Expression zeigen sowohl einen verminderten Gehalt an extrazellulärem ATP als auch eine geringere Expression des an der ATP-Freisetzung beteiligten Kanals Pannexin 1, was auf einen Kompensationsmechanismus hindeutet (Sebastián-Serrano et al., 2018). In Abbildung 4.3 ist der Einfluss der TNAP auf das purinerge Signalsystem schematisch dargestellt.

4.5. Einfluss der TNAP auf weitere zentrale Prozesse in neuronalen Systemen

Neben dem bereits beschriebenen Einfluss der TNAP auf den Metabolismus zentraler Neurotransmittersysteme ist das Enzym auch an der Steuerung weiterer fundamentaler Prozesse im Nervensystem beteiligt.

Die Expression der TNAP korreliert mit der Reifung synaptischer Kontakte und die Aktivität des Enzyms kann durch sensorische Erfahrungen beeinflusst werden. Während der postnatalen Entwicklung des Mäusegehirns beschränkt sich die Expression der TNAP in der weißen Substanz ausschließlich auf myelinfreie Bereiche der Axone, sodass eine Beteiligung der Alkalischen Phosphatase an der Regulation der Myelinisierung sowie an der neuronalen Plastizität vermutet werden kann (Fonta et al., 2004, 2005). In TNAP-defizienten *Akp2* Knockout-Tieren konnte im Rückenmark

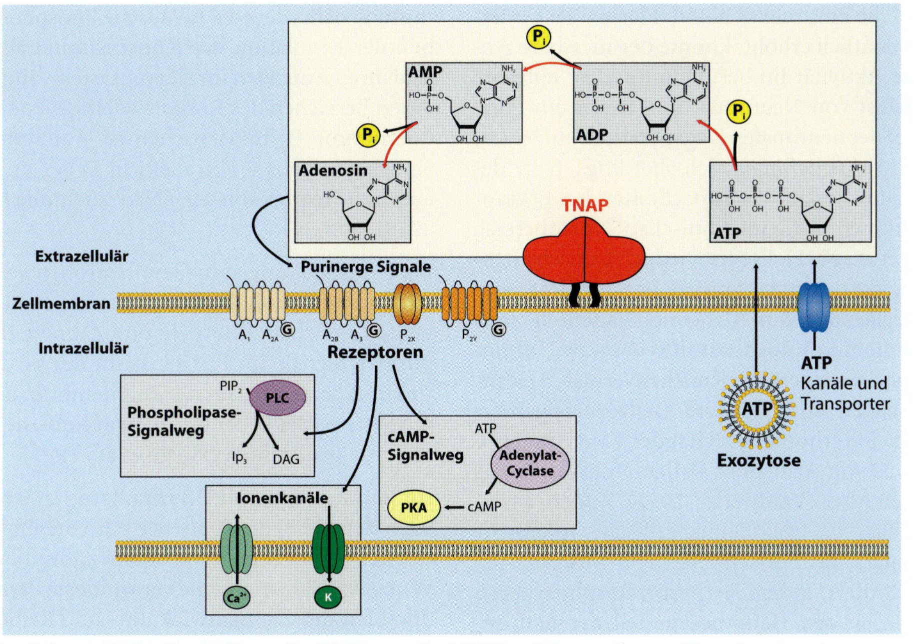

Abb. 4.3: Schematische Darstellung des Einflusses der TNAP auf das purinerge Signalsystem.

deutlich weniger weiße Substanz sowie eine verminderte Myelinisierung der Axone beobachtet werden. Im Cerebralcortex dieser Tiere waren keine myelinisierten Axone, dafür aber eine deutlich erhöhte Anzahl an unreifen Synapsen zu finden. Man geht davon aus, dass die mangelnde TNAP-Aktivität zu einer fehlerhaften Steuerung der Myelinisierung und Synapsenreifung führt, was eine weitere mögliche Erklärung für die neurologischen Symptome der HPP ist (Hanics et al., 2012). Versuche mit neuronalen Stammzellen konnten zudem einen Einfluss der TNAP auf deren Proliferations- und Differenzierungspotential aufzeigen (Kermer et al., 2010). Des Weiteren ist bekannt, dass die TNAP für das Auswachsen und die Verzweigung von Neuriten in kultivierten Hippocampus-Neuronen unabdingbar ist. In einem humanen Zellkulturmodell konnten wir selbst deutliche Hinweise dafür finden (Graser et al., 2015). Die TNAP befindet sich zusammen mit den ionotropen ATP-Rezeptoren ($P2X_7$) am Wachstumshügel der Axone und steuert dort durch Dephosphorylierung die Verfügbarkeit der Liganden. Da eine Bindung von ATP an $P2X_7$-Rezeptoren eine Hemmung des Axonwachstums bedingen würde, sorgt die Alkalische Phosphatase somit indirekt für eine Förderung des Wachstumsprozesses (Diez-Zaera et al., 2011). Eine Studie konnte zeigen, dass sich die Konzentrationen bestimmter Metabolite im Gehirn von *Akp2* Knockout-Mäusen im Vergleich zu wildtypischen oder heterozygoten Tieren unterscheiden. Hierbei waren u.a. Unterschiede bezüglich des Gehalts von GABA und Adenosin sowie auch zentraler Substanzen der Myelinsynthese (N-Acetyl-Aspartat und N-Acetyl-Aspartyl-Glutamat) messbar (Cruz et al., 2017). Zudem wurde kürzlich ein Einfluss der TNAP auf die Achse zwischen Gehirn und Immunsystem beschrieben, denn die Aktivität des Enzyms hat einen positiven Effekt auf den Verlauf einer Sepsis im Mausmodell (Brichacek et al., 2019). Es wird angenommen, dass die TNAP eine Rolle bei der Funktionalität der Blut-Hirn-Schranke spielt (Nwafor et al., 2019). Außerdem wurde die TNAP auch als möglicher Biomarker für den Nachweis eines Schlaganfalls diskutiert (Brichacek and Brown, 2019).

4.6. Rolle der TNAP bei neurodegenerativen Erkrankungen

In einer Studie mit Morbus Alzheimer-Patienten wird eine inverse Korrelation zwischen der Aktivität der Alkalischen Phosphatase im Plasma und der kognitiven Leistungsfähigkeit der Patienten beschrieben. Da die TNAP mittels GPI-Anker an Membranen von neuronalen Zellen verankert ist und sich die Enzymaktivität im Plasma bei Verletzungen deutlich erhöht, könnte der messbare Anstieg der Aktivität im Serum zumindest teilweise den Verlust von Neuronen, und somit ein Fortschreiten der neuronalen Degeneration, aufzeigen. Die Messwerte befinden sich allerdings, trotz des Anstiegs im Verlauf der fortschreitenden Erkrankung, immer noch im klinischen Normbereich (Kellett et al., 2011). Es bleibt jedoch kritisch anzumerken, dass der AP-Spiegel bei zunehmender Unbeweglichkeit von Alzheimer-Patienten auch durch erhöhten Knochenstoffwechsel bei Immobilisations-assoziiertem Knochenverlust wesentlich ansteigen kann. Weitere Analysen zeigen ergänzend eine erhöhte Aktivität der TNAP im Hippocampus von Alzheimer-Patienten, unabhängig von deren Alter (Vardy et al., 2012). Zudem ist bekannt, dass die gewebeunspezifische Alkalische Phosphatase das Fortschreiten von Morbus Alzheimer fördert, indem sie hyperphosphoryliertes Tau-Protein, den Hauptbestandteil der neurofibrillären Bündel im Gehirn von Alzheimer-Patienten, dephosphoryliert, wenn dieses beim Zelltod freigesetzt wird. Die dephosphorylierten Proteinformen bewirken ihrerseits, als Agonisten der muskarinergen Rezeptoren M1 und M3, das Auslösen des neuronalen Zelltodes, indem sie für einen Anstieg des intrazellulären Kalziumspiegels sorgen. Dieser Effekt wird weiter verstärkt, indem durch die Aktivierung dieser Rezeptoren die TNAP-Expression verstärkt wird (Diaz-Hernandez et al., 2010).

Abgesehen von Morbus Alzheimer wurde die TNAP außerdem im Zusammenhang mit der Neurodegeneration im Rahmen von Prionkrankheiten in Verbindung gebracht. Hierbei konnte die TNAP als Bindungspartner des zellulären Prionproteins PrP^C identifiziert werden. In einer Veröffentlichung von Ermonval et al. wird der Alkalischen Phosphatase eine Rolle bei der Interaktion zwischen PrP^C und Laminin zugeschrieben. Auf diesem Weg könnte unter anderem die neurogene Differenzierung beeinflusst werden (Ermonval et al., 2009).

4.7. TNAP außerhalb des Knochens und des Gehirns

Da es sich bei der Hypophosphatasie um eine multisystemische Erkrankung handelt, liegt die Vermutung nahe, dass die Alkalische Phosphatase, neben der Regulation der Knochenmineralisierung und ihren Aufgaben im Nervensystem, auch in anderen Bereichen des Körpers wichtige Funktionen übernimmt. Beim Menschen ist – außerhalb des Knochenmilieus – vor allem in Leber und Niere eine hohe Expression der TNAP zu finden (Whyte, 2010).

Bei Untersuchungen in Gewebeproben von Mäusen konnten Hoshi et al., neben einer hohen Aktivität in Knochen, Knorpeln und Zähnen, ebenfalls positive Signale im Bürstensaum des proximalen Tubulus der Niere, auf der Zellmembran des biliären Systems der Leber und in Trophoblasten in der Plazenta beobachten (Hoshi et al., 1997).

Im Rahmen einer HPP-Erkrankung treten häufig auch dentale Symptome, wie ein vorzeitiger Verlust der Milchzähne, vergrößerte Zahnpulpen und Wurzelkanäle, sowie eine verminderte Zementbildung bei der Zahnentwicklung auf (Reibel et al., 2009; Kiselnikova et al., 2020). In unserer Studie mit aus dentalem Gewebe isolierten primären Stammzellen konnten wir zeigen, dass die TNAP die Expression von Genen beeinflusst, welche an der Mineralisierung, der Bildung der extrazellulären Matrix sowie des Zahnzements beteiligt sind (Melms et al., 2020).

Es gibt zudem Spekulationen, dass die TNAP in der Leber, ähnlich wie die intestinale Alkalische Phosphatase im Darm, eine Schutzfunktion gegenüber bakteriellen Endotoxinen übernehmen könnte (Buchet et al., 2013). Einen direkten Zusammenhang zwischen der enzymatischen Aktivität der TNAP und der Aufrechterhaltung intestinaler Strukturen liefern Untersuchungen von acht Tage alten TNAP-defizienten Mäusen, welche einen verminderten Gehalt an Ganglien in Bereichen des Dünndarms (Jejunum und Ileum) zeigen (Shao et al., 2000). Beim Zebrafisch hingegen ist davon auszugehen, dass die Tnap weder im Darm noch in der Leber stark exprimiert wird, sondern hier stattdessen intestinale Isoformen der Alkalischen Phosphatase zu finden sind (Ohlebusch et al., 2020).

Auch im Muskelgewebe konnte bereits Aktivität der Alkalischen Phosphatase nachgewiesen werden - wenn auch in deutlich geringerem Maße als beispielsweise im Knochengewebe. So zeigt eine Studie mit Gewebepräparaten aus Rattenmuskeln

Aktivität des Enzyms entlang der Plasmamembran von Myozyten (Safadi et al., 1991).

Die TNAP ist außerdem an der Regulation der Kalzifizierung in glatten Muskelzellen der Blutgefäße beteiligt (Prosdocimo et al., 2010; Sheen et al., 2012). Ein erhöhter Abbau des Mineralisierungsinhibitors PPi durch das Enzym, wie er beispielsweise bei Nierenversagen auftreten kann, kann letztendlich zu pathologischer Mineralisierung der Blutgefäße führen (Schoppet and Shanahan, 2008). An der Entstehung pathologischer Kalzifizierung von Blutgefäßen ist das Protein Sortilin beteiligt, welches den Transport der TNAP in die extrazellulären Vesikel reguliert (Goettsch et al., 2016).

4.8. Zusammenfassung

Zusammenfassend übernimmt die TNAP, neben ihrer zentralen Rolle bei der Mineralisierung von Knochen und Zähnen, auch in neuronalen Systemen wichtige Aufgaben. So wird dem Enzym unter anderem eine Beteiligung an der Neurotransmittersynthese, am Auswachsen zellulärer Fortsätze, der Myelinisierung von Axonen und der Synaptogenese zugeschrieben. Des Weiteren wurden positive Effekte auf die Differenzierung neuronaler Stammzellen beschrieben und eine Rolle der TNAP im Rahmen der purinergen Signalübertragung nachgewiesen, welche unter anderem einen Einfluss auf die Schmerzwahrnehmung haben könnte. Zusätzlich wurde das Enzym mit neurodegenerativen Erkrankungen, wie Morbus Alzheimer, in Verbindung gebracht.

Neben der Expression der TNAP im Gehirn konnte auch in Organen wie der Niere und der menschlichen Leber Aktivität des Enzyms nachgewiesen werden. Bezüglich ihrer molekularen Rolle außerhalb des Knochenmilieus besteht aktuell allerdings noch deutlicher Forschungsbedarf. Erfreulich ist, dass in den letzten Jahren neue Studien erschienen sind, die sich explizit mit den neurologischen Symptomen der HPP beschäftigt und deren Prävalenz wissenschaftlich dokumentiert haben. Diese wissenschaftlichen Grundlagen machen einmal mehr deutlich, dass es sich bei der Hypophosphatasie um eine multisystemische Erkrankung handelt. Offensichtlich ist, dass der Einfluss der TNAP deutlich unterschätzt wird, wenn man ihre Bedeutung für den Organismus ausschließlich auf ihre Funktion im Rahmen der Hydroxylapatitbildung bei der Knochenmineralisierung begrenzt. Eine Aufklärung der Funktion der TNAP in verschiedensten Bereichen des Körpers ist allerdings letztendlich unabdingbar, um das Verständnis der multisystemischen Auswirkungen der Enzymdefizienz im Rahmen der seltenen Erbkrankheit Hypophosphatasie zu verbessern und darauf basierend neue Therapieansätze zu finden.

4.9. Literatur

Abbracchio, M.P., Burnstock, G., Verkhratsky, A., and Zimmermann, H. (2009). Purinergic signalling in the nervous system: an overview. Trends Neurosci *32*, 19-29.

Balasubramaniam, S., Bowling, F., Carpenter, K., Earl, J., Chaitow, J., Pitt, J., Mornet, E., Sillence, D., and Ellaway, C. (2010). Perinatal hypophosphatasia presenting as neonatal epileptic encephalopathy with abnormal neurotransmitter metabolism secondary to reduced cofactor pyridoxal-5'-phosphate availability. J Inherit Metab Dis *33 Suppl 3*, S25-33.

Basheer, R., Strecker, R.E., Thakkar, M.M., and McCarley, R.W. (2004). Adenosine and sleep-wake regulation. Prog Neurobiol *73*, 379-396.

Bonan, C.D., Walz, R., Pereira, G.S., Worm, P.V., Battastini, A.M., Cavalheiro, E.A., Izquierdo, I., and Sarkis, J.J. (2000). Changes in synaptosomal ectonucleotidase activities in two rat models of temporal lobe epilepsy. Epilepsy Res *39*, 229-238.

Brandt, G. (2011). Hypophosphatasie - Symphonie der Symptome. Osteoporose und Rheuma aktuell *6*, 14.

Brichacek, A.L., Benkovic, S.A., Chakraborty, S., Nwafor, D.C., Wang, W., Jun, S., Dakhlallah, D., Geldenhuys, W.J., Pinkerton, A.B., Millán, J.L., and Brown, C.M. (2019). Systemic inhibition of tissue-nonspecific alkaline phosphatase alters the brain-immune axis in experimental sepsis. Sci Rep *9(1)*, 18788.

Brichacek, A.L. and Brown, C.M. (2019). Alkaline Phosphatase: A Potential Biomarker for Stroke and Implications for Treatment. Metab Brain Dis *34(1)*, 3-19.

Brun-Heath, I., Ermonval, M., Chabrol, E., Xiao, J., Palkovits, M., Lyck, R., Miller, F., Couraud, P.O., Mornet, E., and Fonta, C. (2011). Differential expression of the bone and the liver tissue non-specific alkaline phosphatase isoforms in brain tissues. Cell Tissue Res *343*, 521-536.

Buchet, R., Millan, J.L., and Magne, D. (2013). Multisystemic functions of alkaline phosphatases. Methods Mol Biol *1053*, 27-51.

Burnstock, G. (2016). An introduction to the roles of purinergic signalling in neurodegeneration, neuroprotection and neuroregeneration. Neuropharmacology *104*, 4-17.

Burnstock, G., Krügel, U., Abbracchio, M.P., and Illes, P. (2011). Purinergic signalling: from normal behaviour to pathological brain function. Prog Neurobiol *95*, 229-274.

Burnstock, G., and Wood, J.N. (1996). Purinergic receptors: their role in nociception and primary afferent neurotransmission. Curr Opin Neurobiol *6*, 526-532.

Chida-Naomiya, R., Shimura, M., Nagao, R., Kumada, A, and Kawashima, H. (2020). Hearing impairment improved after treatment with asfotase alfa in a case of perinatal hypophosphatasia, Mol Genet Metab Rep *24*, 100612.

Clayton, P.T. (2006). B6-responsive disorders: a model of vitamin dependency. J Inherit Metab Dis *29*, 317-326.

Cognato, G., and Bonan, C. (2010). Ectonucleotidases and Epilepsy. The Open Neuroscience Journal *4*, 44-52.

Colazo, J.M., Hu, J.R., Dahir, K.M., and Simmons, J.H. (2018). Neurological symptoms in Hypophosphatasia. Osteoporosis International *30*, 469-480.

Cruz, T., Gleizes, M., Balayssac, S., Mornet, E., Marsal, G., Millán, J.L., Malet-Martino, M., Nowak, L.G., Gilard, V., and Fonta, C. (2017). Identification of altered brain metabolites associated with TNAP activity in a mouse model of hypophosphatasia using untargeted NMR-based metabolomics analysis. J Neurochem *140(6)*, 919-940.

Diaz-Hernandez, M., Gomez-Ramos, A., Rubio, A., Gomez-Villafuertes, R., Naranjo, J.R., Miras-Portugal, M.T., and Avila, J. (2010). Tissue-nonspecific alkaline phosphatase promotes the neurotoxicity effect of extracellular tau. J Biol Chem *285*, 32539-32548.

Diez-Zaera, M., Diaz-Hernandez, J.I., Hernandez-Alvarez, E., Zimmermann, H., Diaz-Hernandez, M., and Miras-Portugal, M.T. (2011). Tissue-nonspecific alkaline phosphatase promotes axonal growth of hippocampal neurons. Mol Biol Cell *22*, 1014-1024.

Ermonval, M., Baudry, A., Baychelier, F., Pradines, E., Pietri, M., Oda, K., Schneider, B., Mouillet-Richard, S., Launay, J.M., and Kellermann, O. (2009). The cellular prion protein interacts with the tissue non-specific alkaline phosphatase in membrane microdomains of bioaminergic neuronal cells. PLoS One *4*, e6497.

Fedde, K.N., Blair, L., Silverstein, J., Coburn, S.P., Ryan, L.M., Weinstein, R.S., Waymire, K., Narisawa, S., Millan, J.L., MacGregor, G.R., *et al.* (1999). Alkaline phosphatase knock-out mice recapitulate the metabolic and skeletal defects of infantile hypophosphatasia. J Bone Miner Res *14*, 2015-2026.

Fonta, C., Negyessy, L., Renaud, L., and Barone, P. (2004). Areal and subcellular localization of the ubiquitous alkaline phosphatase in the primate cerebral cortex: evidence for a role in neurotransmission. Cereb Cortex *14*, 595-609.

Fonta, C., Negyessy, L., Renaud, L., and Barone, P. (2005). Postnatal development of alkaline phosphatase activity correlates with the maturation of neurotransmission in the cerebral cortex. J Comp Neurol *486*, 179-196.

Fredholm, B.B., Chen, J.F., Cunha, R.A., Svenningsson, P., and Vaugeois, J.M. (2005). Adenosine and brain function. Int Rev Neurobiol *63*, 191-270.

Goettsch, C., Hutcheson, J.D., Aikawa, M., Iwata, H., Pham, T., Nykjaer, A., Kjolby, M., Rogers, M., Michel, T., Shibasaki, M., Hagita, S., Kramann, R., Rader, D.J., Libby, P., Singh, S.A., and Aikawa, E. (2016). Sortilin mediates vascular calcification via its recruitment into extracellular vesicles. J Clin Invest *126(4)*, 1323-36.

Graser, S., Mentrup, B., Schneider, D., Klein-Hitpass, L., Jakob, F., and Hofmann, C. (2015). Overexpression of tissue-nonspecific alkaline phosphatase increases the expression of neurogenic differentiation markers in the human SH-SY5Y neuroblastoma cell line. Bone *79*, 150-161.

Hanics, J., Barna, J., Xiao, J., Millan, J.L., Fonta, C., and Negyessy, L. (2012). Ablation of TNAP function compromises myelination and synaptogenesis in the mouse brain. Cell and tissue research *349*, 459-471.

Hofmann, C., Liese, J., Schwarz, T., Kunzmann, S., Wirbelauer, J., Nowak, J., Hamann, J., Girschick, H., Graser, S., Dietz, K., *et al.* (2013). Compound heterozygosity of two functional null mutations in the ALPL gene associated with deleterious neurological outcome in an infant with hypophosphatasia. Bone *55*, 150-157.

Hoshi, K., Amizuka, N., Oda, K., Ikehara, Y., and Ozawa, H. (1997). Immunolocalization of tissue non-specific alkaline phosphatase in mice. Histochem Cell Biol *107*, 183-191.

Jardim, L.B., Pires, R.F., Martins, C.E., Vargas, C.R., Vizioli, J., Kliemann, F.A., and Giugliani, R. (1994). Pyridoxine-dependent seizures associated with white matter abnormalities. Neuropediatrics *25*, 259-261.

Kantor, O., Varga, A., Kovacs-Oller, T., Enzsoly, A., Balogh, L., Baksa, G., Szepessy, Z., Fonta, C., Roe, A.W., Nitschke, R., *et al.* (2014). TNAP activity is localized at critical sites of retinal neurotransmission across various vertebrate species. Cell Tissue Res *358*, 85-98.

Kellett, K.A., Williams, J., Vardy, E.R., Smith, A.D., and Hooper, N.M. (2011). Plasma alkaline phosphatase is elevated in Alzheimer's disease and inversely correlates with cognitive function. Int J Mol Epidemiol Genet *2*, 114-121.

Kermer, V., Ritter, M., Albuquerque, B., Leib, C., Stanke, M., and Zimmermann, H. (2010). Knockdown of tissue nonspecific alkaline phosphatase impairs neural stem cell proliferation and differentiation. Neurosci Lett *485*, 208-211.

Kiselnikova, L., Vislobokova, E., and Voinova, V. (2020). Dental manifestations of hypophosphatasia in children and the effects of enzyme replacement therapy on dental status: A series of clinical cases. Clin Case Rep *8(5)*, 911-918.

Langer, D., Hammer, K., Koszalka, P., Schrader, J., Robson, S., and Zimmermann, H. (2008). Distribution of ectonucleotidases in the rodent brain revisited. Cell Tissue Res *334*, 199-217.

Langer, D., Ikehara, Y., Takebayashi, H., Hawkes, R., and Zimmermann, H. (2007). The ectonucleotidases alkaline phosphatase and nucleoside triphosphate diphosphohydrolase 2 are associated with subsets of progenitor cell populations in the mouse embryonic, postnatal and adult neurogenic zones. Neuroscience *150*, 863-879.

Lucae, S., Salyakina, D., Barden, N., Harvey, M., Gagne, B., Labbe, M., Binder, E.B., Uhr, M., Paez-Pereda, M., Sillaber, I., *et al.* (2006). P2RX7, a gene coding for a purinergic ligand-gated ion channel, is associated with major depressive disorder. Hum Mol Genet *15*, 2438-2445.

Manegold, C., Hoffmann, G.F., Degen, I., Ikonomidou, H., Knust, A., Laass, M.W., Pritsch, M., Wilichowski, E., and Horster, F. (2009). Aromatic L-amino acid decarboxylase deficiency: clinical features, drug therapy and follow-up. J Inherit Metab Dis *32*, 371-380.

Matute, C., and Cavaliere, F. (2011). Neuroglial interactions mediated by purinergic signalling in the pathophysiology of CNS disorders. Semin Cell Dev Biol *22*, 252-259.

Melms, H., Herrmann, M., Förstner, K., Bharti, R., Schneider, D., Mentrup, B., Rudert, M., Schlagenhauf, U., Jakob, F., and Graser, S. (2020). Novel molecular cues for dental defects in hypophosphatasia. Exp Cell Res *392(2)*, 112026

Millan, J.L. (2006). Alkaline Phosphatases: Structure, substrate specificity and functional relatedness to other members of a large superfamily of enzymes. Purinergic Signal *2*, 335-341.

Narisawa, S., Frohlander, N., and Millan, J.L. (1997). Inactivation of two mouse alkaline phosphatase genes and establishment of a model of infantile hypophosphatasia. Dev Dyn *208*, 432-446.

Negyessy, L., Xiao, J., Kantor, O., Kovacs, G.G., Palkovits, M., Doczi, T.P., Renaud, L., Baksa, G., Glasz, T., Ashaber, M., *et al.* (2011). Layer-specific activity of tissue non-specific alkaline phosphatase in the human neocortex. Neuroscience *172*, 406-418.

Nunes, M.L., Mugnol, F., Bica, I., and Fiori, R.M. (2002). Pyridoxine-dependent seizures associated with hypophosphatasia in a newborn. J Child Neurol *17*, 222-224.

Nwafor, D.C., Brichacek, A.L., Mohammad, A.S., Griffith, J., Lucke-Wold, B.P., Benkovic, S.A., Geldenhuys, W.J., Lockman, P.R., and Brown, J.M. (2019). Targeting the Blood-Brain Barrier to Prevent Sepsis-Associated Cognitive Impairment. J Cent Nerv Syst Dis *11*, 1179573519840652.

Ohkubo, S., Kimura, J., and Matsuoka, I. (2000). Ecto-alkaline phosphatase in NG108-15 cells: a key enzyme mediating P1 antagonist-sensitive ATP response. Br J Pharmacol *131*, 1667-1672.

Ohlebusch, B., Borst, A., Frankenbach, T., Klopocki, E., Jakob, F., Liedtke, D., and Graser, S. (2020). Investigation of alpl expression and Tnap-activity in zebrafish implies conserved functions during skeletal and neuronal development. Sci Rep *10(1)*, 13321.

Prosdocimo, D.A., Wyler, S.C., Romani, A.M., O'Neill, W.C., and Dubyak, G.R. (2010). Regulation of vascular smooth muscle cell calcification by extracellular pyrophosphate homeostasis: synergistic modulation by cyclic AMP and hyperphosphatemia. Am J Physiol Cell Physiol *298*, C702-713.

Reibel, A., Manière, M., Clauss, F., Droz, D., Alembik, Y., Mornet E., and Bloch-Zupan, A. (2009). Orodental phenotype and genotype findings in all subtypes of hypophosphatasia. Orphanet Journal of Rare Diseases *4*, 6.

Rockman-Greenberg, C. (2013). Hypophosphatasia. Pediatr Endocrinol Rev *10 Suppl 2*, 380-388.

Safadi, A., Livne, E., Silbermann, M., and Reznick, A.Z. (1991). Activity of alkaline phosphatase in rat skeletal muscle localized along the sarcolemma and endothelial cell membranes. J Histochem Cytochem *39*, 199-203.

Say, J.C., Ciuffi, K., Furriel, R.P., Ciancaglini, P., and Leone, F.A. (1991). Alkaline phosphatase from rat osseous plates: purification and biochemical characterization of a soluble form. Biochim Biophys Acta *1074*, 256-262.

Schoppet, M., and Shanahan, C.M. (2008). Role for alkaline phosphatase as an inducer of vascular calcification in renal failure? Kidney Int *73*, 989-991.

Sebastián-Serrano, A., de Diego-García, L., Henshall, D.C., Engel, T., and Díaz-Hernández, M. (2018). Haploinsufficient TNAP Mice Display Decreased Extracellular ATP Levels and Expression of Pannexin-1 Channels. Front Pharmacol *9*, 170.

Seefried, L., Dahir, K., Petryk, A., Högler, W., Linglart, A., Martos-Moreno, G.A., Ozono, K., Fang, S., Rockman-Greenberg, C., and Kishnani, P.S. (2020). Burden of Illness in Adults With Hypophosphatasia: Data From the Global Hypophosphatasia Patient Registry. J Bone Miner Res *35*, 2171-2178.

Shao, J.S., Engle, M., Xie, Q., Schmidt, R.E., Narisawa, S., Millan, J.L., and Alpers, D.H. (2000). Effect of tissue non-specific alkaline phosphatase in maintenance of structure of murine colon and stomach. Microsc Res Tech *51*, 121-128.

Sheen, C., Wang, W., Yadav, M.C., and Millan, J.L. (2012). TNAP upregulation in vascular smooth muscle cells is sufficient to cause medial vascular calcification. Bull Group Int Rech Sci Stomatol Odontol *51*, e12.

Vardy, E.R., Kellett, K.A., Cocklin, S.L., and Hooper, N.M. (2012). Alkaline phosphatase is increased in both brain and plasma in Alzheimer's disease. Neurodegener Dis *9*, 31-37.

Waymire, K.G., Mahuren, J.D., Jaje, J.M., Guilarte, T.R., Coburn, S.P., and MacGregor, G.R. (1995). Mice lacking tissue non-specific alkaline phosphatase die from seizures due to defective metabolism of vitamin B-6. Nat Genet *11*, 45-51.

Whyte, M.P. (2010). Physiological role of alkaline phosphatase explored in hypophosphatasia. Ann N Y Acad Sci *1192*, 190-200.

Whyte, M.P., Mahuren, J.D., Vrabel, L.A., and Coburn, S.P. (1985). Markedly increased circulating pyridoxal-5'-phosphate levels in hypophosphatasia. Alkaline phosphatase acts in vitamin B6 metabolism. J Clin Invest *76*, 752-756.

Zimmermann, H., Zebisch, M., and Strater, N. (2012). Cellular function and molecular structure of ecto-nucleotidases. Purinergic Signal *8*, 437-502.

5. Tier- und Zellkultur-Modelle der Hypophosphatasie-Forschung

5.1. Tier-Modelle

Die Mineralisierung von Knochen und Zähnen wird durch ein komplexes und zeitlich aufeinander abgestimmtes Zusammenspiel einer Vielzahl von Faktoren vermittelt, deren einzelne Bedeutung sich besonders im Tier-Modell gut analysieren lässt. Ausgefeilte molekularbiologische Techniken ermöglichen das gezielte Ausschalten eines oder mehrerer Gene im ganzen Tier oder auch als konditioneller Knockout (KO) nur in ausgewählten Geweben und zu speziellen Zeiten. Dies erlaubt letztendlich die Analyse ihrer Bedeutung im Verlauf der Entwicklung oder bei einer Erkrankung.

Zu den wichtigsten Enzymen im Rahmen der Mineralisierung zählen PHOSPHO1 und die Gewebeunspezifische Alkalische Phosphatase TNAP. Sie stellen das anorganische Phosphat P_i bereit für die Hydroxylapatit (HA)-Bildung, einem Grundbaustein der Mineralisierung. Kodiert werden diese Proteine von den Genen *Phospho1* und *Alpl* bzw. *Akp2*. Die Phosphatase PHOSPHO1 ist im Zytosol von Osteoblasten und Chondrozyten aktiv und findet sich auch innerhalb von Matrixvesikeln (MV), die von diesen Zellen abgeschnürt werden (Ali et al., 1970; Register et al., 1986; Anderson et al., 2005a; Yadav et al., 2011a, Roberts et al., 2007). TNAP dagegen ist ein Enzym, das extrazellulär agiert. Es ist an der Zellmembran u.a. von Osteoblasten ebenso wie auf der Außenseite von MV fest verankert mit seinem nach außen gerichteten aktiven Zentrum und es stellt das P_i durch Dephosphorylierung einer Vielzahl von Substraten, wie Anorganisches Pyrophosphat (PP_i) und auch ATP, ADP und AMP bereit. Damit liefert die TNAP nicht nur das erforderliche P_i für die Mineralisierung, sonder baut gleichzeitig auch den zentralen Mineralisierungsinhibitor PP_i ab (Millán, 2006).

5.1.1. Mausmodelle

5.1.1.1. TNAP-defiziente Mäuse (*Akp2*$^{-/-}$)

Mutationen im *ALPL*-Gen und der damit verbundene Funktionsverlust der TNAP führen beim Menschen zum Krankheitsbild der Hypophosphatasie (HPP) (Whyte, 1994, 2010). Im Jahr 1995 hat die Arbeitsgruppe um MacGregor erstmals beschrieben, welche Auswirkungen der Verlust dieses Gens auf den Phänotyp von Mäusen hat (Waymire et al., 1995). Homozygote Tiere sind direkt nach der Geburt zunächst nicht von heterozygoten Geschwistern zu unterscheiden. Sie zeigen interessanterweise keine besonderen Auffälligkeiten hinsichtlich der Entwicklung ihres Skeletts, obwohl keine TNAP-Aktivität in den Knochen nachweisbar ist. In ihrer weiteren Entwicklung haben sie dann aber ein verlangsamtes Wachstum und versterben innerhalb der ersten beiden Lebenswochen aufgrund von Krämpfen, die durch Störungen des Pyridoxal-5'-Phosphat (PLP)-Metabolismus im Gehirn verursacht werden und in dessen Folge die Produktion des Neurotransmitters GABA beeinträchtigt ist (Whyte et al., 1985, 1988). Wie bei HPP-Patienten kann man auch bei den Tieren erhöhte PLP und PEA- Konzentrationen im Plasma messen, allerdings kein erhöhtes PP_i. Eine Vielzahl wichtiger Erkenntnisse zur Bedeutung und Funktion der TNAP für die Knochenmineralisierung hat die Arbeitsgruppe von JL Millán aufgezeigt, die ein weiteres TNAP-KO Maus-Modell etabliert hat (Narisawa et al., 1997).

TNAP ist bereits in der inneren Zellmasse der Blastozyste und in migrierenden Keimzellen nachweisbar (Hahnel et al., 1990; MacGregor et al., 1995). Zwischen Tag 8,5 und 13,5 der Maus-Embryogenese wird das Enzym im sich entwickelnden Neuralrohr exprimiert (Narisawa et al., 1994) und in späteren Stadien überwiegend in skelettalen Geweben. Bei adulten Mäusen wird es in vielen Zellen und Geweben gebildet, so z.B. in Osteoblasten, Neutrophilen, in Nierentubuli oder in Kapillaren des Gehirns (Narisawa et al., 1997). Mikroskopische Untersuchungen von KO-Embryonen zeigen zwischen Tag 9,5 und 18,5 keine morphologischen Auffälligkeiten, auch nicht im Skelett. In adulten Geweben sind jedoch Veränderungen zu beobachten. Acht Tage alte, homozygot TNAP-defiziente Mäuse zeigen eine deutlich schwächere Mineralisierung von Schädel, Wirbeln, Schulterblättern, Rippen, Femur und Tibia, es gibt sogar Anzeichen für spontane Frakturen der Fibula. Auch in anderen Geweben finden sich Auffälligkeiten, so ist der Cortex des Thymus bei diesen Tieren dünner als bei heterozygoten Geschwistern und enthält viele basophile, apoptische Zellen. Die Milz zeigt eine deutliche Reduzierung der äußeren Schicht und ein verändertes Verhältnis von roter zu weißer Pulpa. Querschnitte durch das Rückenmark entlang der Lendenwirbelsäule zeigen deutlich dünnere Nerven als bei den Kontrolltieren, die Ursache dafür liegt möglicherweise in einer fehlerhaften Migration der Nervenzellen während der Embryogenese. Wie auch bei den TNAP-defizienten Tieren von MacGregor et al. (1995) beobachtet, versterben die Mäuse innerhalb der ersten beiden Lebenswochen an Apnoe in Verbindung mit epileptischen Krampfanfällen. Narisawa et al. (1997) erklären dies durch einen Vitamin B6-Mangel im Gehirn als Folge der TNAP-Defizienz. Das Substrat PLP kann die Zellmembran und somit auch die Blut-Hirn-Schranke nicht passieren, es muss dafür zunächst durch Dephosphorylierung in Pyridoxal (Transportform des Vitamin B6) umgewandelt werden, bevor dann intrazellular enzymatisch wieder ein Phosphatrest angefügt wird. Dies führt somit paradoxerweise zu einem Vitamin B6-Mangel im Gehirn, obwohl außerhalb des Gehirns eigentlich ein Überschuss vorhanden ist (Narisawa et al., 2001).

Zudem ist in heterozygoten *Akp2*$^{+/-}$ Mäusen nachgewiesen worden, dass diese einen abweichenden Gehalt an GABA und Adenosin sowie an den für die Myelinsynthese bedeutenden Metaboliten N-Acetylaspartylglutamat (NAAG) bzw. N-Acetylaspartat (NAA) im Gehirn aufweisen (Cruz et al., 2017). Sebastián-Serrano et al. konnten zeigen, dass der purinerge Rezeptor $P2X_7$ am veränderten Wachstum der Neurone sowie der Entstehung von epileptischen Krampfanfällen in TNAP-defizienten *Akp2*$^{-/-}$ Mäusen beteiligt ist und dass die Expression des Rezeptors im Soma stärker reduziert ist als an den Nervenenden (Sebastián-Serrano et al., 2016). Weiter zeigten die untersuchten Mäuse Veränderungen der Proliferation, Morphologie und Aktivität der Neuronen im Hippocampus und im Neocortex (Sebastián-Serrano et al., 2016). Neue Untersuchungen im *Akp2*-Mausmodell zeigen, dass die TNAP die osteogene Differenzierung auf molekularbiologischer Ebene reguliert, indem sie die Expression von *Runx2* oder die extrazelluläre P_i-Konzentration beeinflusst (Nakamura et al., 2020).

Generell korrespondiert der Phänotyp der *Alpl* knock-out Mäuse mit der schweren, infantilen Form der Hypophosphatasie (Fedde et al., 1999). Diese Tiere stellen somit ein bedeutendes Modell dar, um detailliert Mechanismen aufzuklären, durch die eine TNAP-Defizienz den Knochenmetabolismus beeinträchtigt und auch neuronale Effekte bedingt (Narisawa et al., 1997). Dass sich diese Mäuse zudem extrem wertvoll erweisen bei der Entwicklung von Therapien für die HPP, hat sich bereits gezeigt. Die Rolle der TNAP in der Pathophysiologie der Arteriosklerose wird mit weiteren Mausmodellen erforscht.

So konnte gezeigt werden, dass eine Überexpression des TNAP-Enzyms in Endothelzellen die arterielle Gefäßwand-Kalzifizierung fördert (Romanelli et al., 2017). Solche Modelle sind von erheblicher Bedeutung für die Einschätzung der Langzeit-Auswirkungen einer hoch dosierten Therapie mit rekombinantem Enzym und zur Erforschung der Rolle der TNAP bei kardiovaskulären Erkrankungen.

5.1.1.2. PHOSPHO1- und TNAP-defiziente Mäuse (*Phospho1*$^{-/-}$; *Alpl*$^{-/-}$)

Die fehlenden Effekte einer TNAP-Defizienz auf die Entwicklung des Skeletts während der Embryogenese waren überraschend. Erst das gleichzeitige Ausschalten beider Gene, die für die Hydroxylapatit-Bildung das anorganische Phosphat P_i zur Verfügung stellen, nämlich *Phospho1* und *Alpl* bzw. *Akp2*, führt bei Mäusen zu einem völligen Verlust der Mineralisierung von Knochen und Zähnen (Yadav et al., 2011a; Millán, 2013).

Das Fehlen von PHOSPHO1 allein bewirkt bei Mäusen ein verlangsamtes Wachstum und starke skelettale Deformitäten mit geringer Knochenmineraldichte, spontanen Frakturen, Osteomalazie, deutlicher Skoliose und erniedrigter TNAP-Aktivität. Yadav et al. (2014) beschreiben erhöhte Plasma-Spiegel von phosphoryliertem Osteopontin (p-OPN) und erhöhte *Spp1*-Expression bei den *Phospho1* knock-out Mäusen, was eine Ursache für die bei den Tieren beobachteten Skelettabnormalitäten nahelegt. Auch bei TNAP-defizienten Mäusen, die eine HPP entwickeln, sind die beiden Mineralisierungsinhibitoren PP_i und OPN im Plasma stark erhöht. Der Vergleich der Mineralisierung von Zellen aus *Phospho1*$^{-/-}$-Mäusen mit denen aus Mäusen, bei denen Osteopontin ausgeschaltet wurde (*Spp1*$^{-/-}$) bzw. beide Gene beeinträchtigt waren [*Phospho1*$^{-/-}$;*Spp1*$^{-/-}$], zeigt beim Doppelknock-out eine Korrektur dieses Phänotyps mit normaler Mineralisierung und Expression von Differenzierungsmarkern. Es zeigte sich auch, dass der TNAP eine weitaus gewichtigere Rolle bei der Dephosphorylierung von p-OPN zugeschrieben werden muss als dem Enzym PHOSPHO1. Diesem wiederum kommt nach neuesten Erkenntnissen über die Akkumulation seines Substrats Phosphocholin eine Rolle im Metabolismus und in der Thermogenese des Fettgewebes zu, was erneut die komplexe systemische Verschaltung der Enzyme dokumentiert, die im Mineralisierungsprozess eine Rolle spielen (Schlesinger et al., 2020; Jiang et al., 2020).

Von wachsender Bedeutung für die Mineralisierung erweist sich zudem das Osteopontin (OPN), ein matrizelluläres Protein, das vom *Spp1*-Gen kodiert und sowohl in Osteoblasten als auch in Osteoklasten exprimiert wird. Dieses Protein enthält mehrere putative Phosphorylierungsstellen und kann in Abhängigkeit von seinem eigenen Phosphorylierungszustand *in vitro* die Mineralisierung hemmen, wie Boskey et al. und Hunter et al. bereits in den 90er Jahren gezeigt haben (Boskey et al., 1993; Hunter et al., 1994). Die Arbeitsgruppe von JL Millán hat beschrieben, dass OPN ein natürliches Substrat der TNAP ist (Narisawa et al., 2013). Die Expression des *Spp1*-Gens selbst wird durch die extrazellulare Konzentration von PP_i beeinflusst. Dieser Umstand bezieht weitere Regulatoren in das System ein, wie die Ektonukleotid-Pyrophosphatase Phosphodiesterase ENPP1, auch als PC-1 bezeichnet, die extrazellulär den Pool an PP_i durch Spaltung von Substraten wie ATP erhöht, und auch das Transmembranprotein ANK, das als Kanal einen Austausch von extra- und intrazellulärem PP_i ermöglicht (Harmey et al., 2004).

Für alle diese verschiedenen Regulatoren existieren Mausmodelle, bei denen ein Faktor ausgeschaltet wurde oder durch Kreuzungen der verschiedenen Maus-Linien untereinander mehrere Faktoren gleichzeitig beeinflusst wurden.

5.1.1.3. ENPP1- und TNAP-defiziente Mäuse (*Enpp1*$^{-/-}$; *Akp2*$^{-/-}$)

Eine gestörte Knochenmineralisierung lässt sich wieder ins Gleichgewicht bringen, wenn man in TNAP-defizienten Mäusen, die nicht in der Lage sind den Mineralisierungsinhibitor PP_i zu hydrolysieren, gleichzeitig das Enzym ausschaltet, welches diesen Inhibitor bereitstellt. Die Experimente von Hessle et al. (2002) haben beeindruckend gezeigt, dass ENPP1 und TNAP zentrale, antagonistisch wirkende Regulatoren der Knochenmineralisierung sind, denn [*Enpp1*$^{-/-}$; *Akp2*$^{-/-}$]-Doppelknock-out-Mutanten zeigen eine vergleichbare Mineralisierung wie wildtypische Tiere.

5.1.1.4. Weitere kombinierte knock-out-Maus-Modelle

Erhöhte Spiegel von PPi, bedingt durch einen Funktionsverlust der TNAP, führen zu einer schlechten Mineralisierung von Knochen. Dies kann durch das Ausschalten von ENPP1 kompensiert werden, aber auch durch eine Funktionsbeeinträchtigung des Kanals ANK, der zum intra- und extrazellulären Austausch von PP_i beiträgt (Harmey et al., 2004). *Enpp1*$^{-/-}$-Tiere und *ank/ank*-Mäuse mit defektem ANK-Kanal haben verminderte extrazelluläre PP_i-Spiegel und zeigen eine Hypermineralisierung. Kreuzungen von TNAP-defizienten *Akp2*$^{-/-}$-Tieren mit *ank/ank*-Mäusen zeigen bei den Doppel-Mutanten [*Akp2*$^{-/-}$; *ank/ank*] ähnlich wie bei den [*Enpp1*$^{-/-}$; *Akp2*$^{-/-}$]-Tieren eine Normalisierung der Knochenmineralisierung. Auch die OPN-Spiegel, die in den *Akp2*$^{-/-}$-Tieren erhöht und in *ank/ank*-Mäusen erniedrigt sind, normalisieren sich in der [*Akp2*$^{-/-}$; *ank/ank*]-Doppel-Mutante wieder, so dass man offenbar von einer konzertierten Regulation von OPN und PP_i durch TNAP, ENPP1 und ANK sprechen kann.

5.1.1.5. Enzymersatztherapie im Maus-Modell

Tierexperimente stehen oft in der Kritik. Sie sollten sorgfältig abgewogen, die Zahl der eingesetzten Tiere auf ein Minimum reduziert und wenn möglich durch alternative Methoden ersetzt werden. Gleichzeitig bieten sie aber große Möglichkeiten zur Entwicklung von Therapien, die dem Menschen zugutekommen. Bei der Suche nach Behandlungsmöglichkeiten für die HPP haben Maus-Experimente wertvolle Grundlagen gelegt, die dazu führten, dass bereits heute Therapieoptionen nach Prüfung in klinischen Studien für die Behandlung von Patienten zugelassen sind (Whyte et al., 2012). Unter der Hypothese, dass ein auf den Knochen gezieltes lösliches TNAP-Enzym den skelettalen Phänotyp bei *Akp2*$^{-/-}$-Mäusen positiv beeinflusst, wenn es den Tieren direkt nach der Geburt verabreicht wird, wurde biotechnologisch das humane TNAP-Protein C-terminal mit einer Fc-Region von humanem IgG und 10 Aspartat-Resten für das Knochen-Targeting versehen (sALP-FcD) (Millán et al., 2008). In mehreren Studien konnten die positiven Effekte der Behandlung dokumentiert werden. Die Tiere verstarben nicht mehr innerhalb der ersten beiden Lebenswochen an epileptischen Anfällen und die Mineralisierungsdefekte von Knochen und Zähnen konnten verhindert werden (McKee et al., 2011; Yadav et al., 2011b, 2012). Das hier im Tierversuch geprüfte Medikament ist zwischenzeitlich bereits für die Behandlung von Kindern und Jugendlichen als Enzymersatztherapie in Deutschland zugelassen.

Auch virale Gentherapie-Möglichkeiten wurden im Tier-Modell analysiert. Yamamoto et al., (2011) haben *Akp2*$^{-/-}$-Mäuse neonatal mit einer einzigen Dosis lentiviralem Vektor, der ein Knochen-gerichtetes TNAP-Enzym exprimiert, injiziert und ein mehr als 10-monatiges Überleben der Tiere mit scheinbar normalem Phänotyp beobachtet. Ebenso wurden adenovirale Vektoren erfolgreich im *Akp2*$^{-/-}$-Maus-Modell getestet (Matsumoto et al., 2011; Sugano et al., 2012). Eine Studie zeigt beispielsweise im *Akp2*$^{-/-}$ Modell, dass die Behandlung mit rekombinanten rAAV8-Vektoren positive Effekte auf die dentoalveolare Mineralisierung hat und den unerwünschten Verlust der Zähne verringern kann (Ikeue et al., 2018). Dennoch sind diese gentherapeutischen Ansätze bisher nicht bis zur Erprobung im Menschen gereift.

Neben den bereits recht gut untersuchten Mausmodellen wird aktuell der Zebrafisch (*Danio rerio*) als Modell für die Hypophosphatasie etabliert (☞ Kap. 5.1.2.).

5.1.2. Der Zebrafisch als Modell für die HPP

Der Zebrafisch erfreut sich in den letzten Jahren wachsender Beliebtheit in der Erforschung der Knochenentwicklung. Vor allem für die frühen Entwicklungsprozesse eignet sich dieser Modellorganismus unter anderem aufgrund der extern stattfindenden Befruchtung, der nahezu durchsichtigen Embryonen sowie der Vielzahl an zur Verfügung stehenden Methoden für die Analyse und die Durchführung gentechnischer Veränderung besonders (Holtzman et al., 2016). Viele Beobachtungen sind hierbei auch am lebenden Tier möglich und setzen nicht zwangsläufig eine Tötung voraus, um wichtige Erkenntnisse erlangen zu können.

Grundlegende molekularbiologische Prozesse, z.B. im Rahmen der Mineralisierung, sind denen im Menschen ähnlich und die Aminosäuresequenz des Tnap-Proteins aus dem Zebrafisch stimmt mit der des humanen TNAPs zu 79 % überein und ist sogar zu 86 % ähnlich (Ohlebusch et al., 2020). Erste basale Expressionsanalysen der Tnap im Zebrafisch zeigten, dass sich, ebenso wie beim Menschen, die Expression im Laufe der Entwicklung stark verändert. Es zeigte sich, dass im adulten Gehirn vor allem die Regionen Telencephalon und Mesencephalon hohe Expression aufweisen und dass hier vor allem die Ventrikelstrukturen, die eine zentrale Rolle bei der adulten Neurogenese spielen, eine Vielzahl an Tnap exprimierenden Zellen aufweisen (Ohlebusch et al., 2020). Studien mit den TNAP/Tnap-Inhibitoren Levamisol und MLS-0038949 zeigten, dass sich das Auswachsen der neuronalen Fortsätze verändert sowie die Knochen-/Knorpelentwicklung im kraniofazialen Bereich in Abhängigkeit von der Aktivität des Enzyms verändert (Ohlebusch et al., 2020).

Zukünftig wird durch die Etablierung von transgenen Zebrafischlinien die Möglichkeit bestehen, den Einfluss der Tnap ganz spezifisch in bestimmen Organen oder zu bestimmten Entwicklungszeitpunkten zu analysieren und zu visualisieren. Insgesamt sollen so neue grundlagenwissenschaftliche Erkenntnisse, vor allem zur Entstehung der neurologischen HPP-Symptome sowie der Ursachen für das Auftreten von Kraniosynostosen im Zusammenhang mit der HPP gewonnen werden, die letztendlich für die Entwicklung neuer Behandlungsmethoden genutzt werden können.

5.2. Zellkultur-Modelle

Eine gute Alternative oder eine Ergänzung zum Tier-Modell bieten oft *in vitro*-Experimente mit Zellkulturen. Hierzu kann man etablierte, käufliche Zelllinien einsetzen, die aus unterschiedlichen Geweben stammen und das Gen von Interesse, wie z.B. *ALPL*, *PHOSPO1*, *ENPP1* oder *SPP1*, endogen exprimieren. Außerdem ist es möglich, durch Transfektion gezielt genetische Information mit Hilfe von Expressionsplasmiden transient oder stabil in das Genom dieser Zellen zu integrieren und dann den Einfluss auf das Expressionsprofil anderer Gene oder auf das Proliferationsverhalten bzw. die Differenzierungskapazität der Zellen zu analysieren. Eine neuere Methode ist das in Bakterien entdeckte CRISPR/Cas9-System und seine Abwandlungen. Dieses gentechnische Werkzeug ermöglicht das Einführen von Mutationen direkt in das Genom von Zellen auf Basis eines Doppelstrangbruchs, erzeugt durch das Enzym Cas9, umgangssprachlich als "Genschere" bezeichnet. Da eine Vielzahl von Zelllinien aus verschiedenen Spezies zur Verfügung steht, ist auch der Vergleich von tierischen und humanen Zellen möglich.

Primäre Zellen können aus unterschiedlichen Geweben der verschiedenen Maus-Modelle gewonnen werden. Inkubiert man beispielsweise Kalvarien mehrmals für kurze Zeiträume in Puffer mit Collagenase Typ II, gewinnt man eine Zellpopulation mit Osteoblasten-ähnlichem Phänotyp. Expandiert man diese Zellen in entsprechendem Kulturmedium, versetzt mit 10 % FCS, und lässt sie bei 37 °C und 5 % CO_2 bis zur Konfluenz wachsen, kann man durch Zugabe von β-Glycerophosphat und L-Ascorbat-2-Phosphat zum Medium die Differenzierung dieser Zellen beeinflussen und Mineralisierung beobachten. Ebenso lassen sich primäre Chondrozyten aus Wachstumsfugen im Kniegelenk junger Mäuse isolieren und analysieren (Johnson et al., 2000; Hessle et al. 2002; Harmey et al., 2004, 2006; Anderson et al., 2005b). Wennberg et al. (2000) haben funktionelle Charakterisierungen von Primärkulturen homozygoter und heterozygoter TNAP-KO-Mäuse durchgeführt und in Osteoblasten aus Kalvarien keine Unterschiede im Expressionsniveau von Osteopontin, Osteocalcin, Collagen Typ I, Core Bindig Faktor alpha1 (Cbfa1), N-Cadherin, Smad 5 und Smad 7 messen können. Die Freisetzung von IL-6 vor und nach PTH-Stimulation, auch von TNF-alpha und IL-1β, war vergleichbar, ebenso die Menge an akkumuliertem cAMP. Aber die Mineralisierung in den Zellen war deutlich verzögert. Durch Zugabe von rekombinantem TNAP-Protein zu den Kulturen der KO-Mäuse konnte die Mineralisierung jedoch wiederhergestellt werden. Ein weiteres Zellkulturmodell im Zusammenhang mit der HPP stellen primäre Zellen dar, welche aus der Pulpa und dem parodontalen Ligament von Weisheitszähnen isoliert wurden. Durch die Behandlung mit TNAP-Inhibitoren kann so eine TNAP-Defizienz nachgestellt und deren Auswirkungen *in vitro* untersucht werden (Melms et al., 2020). Zukünftig ist zudem die Durchführung weiterer Studien mit dentalen Stammzellen von HPP-Patienten wünschenswert.

5.2.1. *In vitro* Analyse von TNAP-Mutationen

Der Einfluss, den eine nachgewiesene Mutation im *ALPL*-Gen eines HPP-Patienten auf die Funktion der TNAP hat, kann im Zellkultur-Modell überprüft werden (Mentrup et al., 2011). Hierzu etabliert man ein Expressionsplasmid, welches den kodierenden Bereich des *ALPL*-Gens enthält und kann dann gezielt durch positionsgerichtete Mutagenese einzelne Nukleotidbasen austauschen, so dass es zu einer Veränderung des Aminosäure-Codes kommt. Transfiziert man Gastzellen, wie z.B. HEK-293, mit dem Expressionsplasmid und führt parallel Ansätze mit nicht-mutiertem Plasmid und einer Mischung aus beiden Plasmiden mit, produzieren die Gastzellen die entsprechenden TNAP-Proteine, deren Aktivität dann in einem enzymatischen Test gemessen werden kann. So lässt sich feststellen, ob die Mutation zu einem kompletten oder nur teilweisen Funktionsverlust des Enzyms führt und ob es – im Fall einer heterozygoten Mutation – einen dominant-negativen Effekt auf einen nicht mutierten Bindungspartner ausübt, denn bekanntlich liegt die TNAP als Dimer an der Membran der Zelle. Durch immunzytologische Färbungen mit spezifischen Antikörpern lässt sich nach Transfektion sogar überprüfen, ob das mutierte Protein überhaupt an der Zellmembran lokalisiert ist.

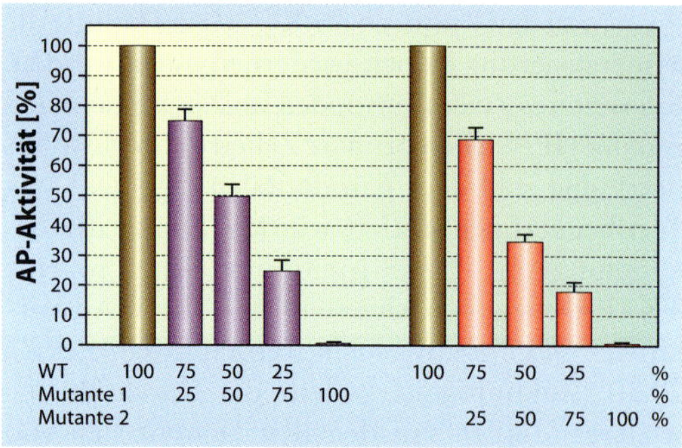

Abb. 5.1: AP-Aktivitätsmessung nach transienter (Ko)Transfektion von HEK-293 mit nicht mutiertem TNAP-Expressionsplasmid und zwei unterschiedlichen Mutanten. Die Mutante 1 hat keinerlei enzymatische Aktivität und übt auch keinerlei Effekt auf einen nicht mutierten Bindungspartner aus. Mutante 2 hat auch keine basale Aktivität, beeinträchtigt den Bindungspartner aber durch einen dominant-negativen Effekt, die gemessene Aktivität nach Kotransfektion gleicher Anteile Expressionsplasmid liegt bei weniger als 40 % (eigene Daten, Bernhard-Heine-Centrum für Bewegungsforschung, Universität Würzburg).

Im Oktober 2020 wurde der Chemie-Nobelpreis an Emanuelle Charpentier und Jennifer Doudna für die Entdeckung des CRISPR/Cas9-Systems und dessen Einsatz im Rahmen der gezielten Veränderung des Genoms verliehen (Jinek et al., 2012). Auch für *in vitro* Analysen Patienten-spezifischer Mutationen im *ALPL*-Gen kann diese Technik in verschiedenen Varianten, z.B. dem Base editing oder der gezielten homologen Rekombination, angewendet werden. Da die Forschungsprojekte in diesem Zusammenhang aktuell noch laufen, können hier allerdings noch keine Ergebnisse beschrieben werden.

5.2.2. Immunzytologische Färbung von TNAP

Die immunzytologische Färbung des TNAP-Proteins erlaubt es, der Frage nachzugehen, ob ein immunreaktives Protein bei den verschiedenen Mutationen überhaupt gebildet wird und ob dessen subzelluläre Lokalisation korrekt reguliert ist. Da die TNAP zunächst, wie jedes andere Protein auch, im Golgi-Apparat prozessiert wird, kann man regelmäßig eine Färbung dieser Organelle erwarten. Im Weiteren erfolgt der Transport an die Zellmembran und die Verankerung darin mit dem GPI-Anker. Mutationen, die dieses Muster der subzellulären Lokalisation unterbinden, somit die Synthese und Funktion der GPI-Anker-Region stören, können mit der Immunzytochemie funktionell charakterisiert werden. Ist die Funktion des Ankers beeinträchtigt, findet man eine Hypophosphatasie durch den Mangel an membranassoziierter TNAP, die ggf. in die Umgebung abgegeben wird und falsch hohe Serum-Spiegel bedingt. Die Mechanismen der Stabilität des Ankers und die Verweildauer des Enzyms an der Zelle müssen sicher noch weiter erforscht werden, da sie unter Umständen für die Krankheitsausprägung von großer Bedeutung sind.

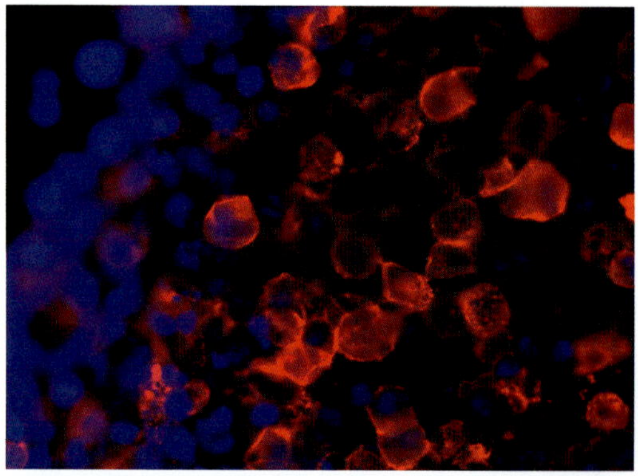

Abb. 5.2: Immunzytologische Färbung von TNAP nach transienter Transfektion eines Plasmids, welches für eine Überexpression des wildtypischen Enzyms in HEK-293-Zellen sorgt. Die rote Färbung ist erwartungsgemäß und korrekt besonders intensiv im Bereich der Zellmembran (eigene Daten, Bernhard-Heine-Centrum für Bewegungsforschung, Universität Würzburg).

5.3. Zusammenfassung

Unter Einbeziehung der Erkenntnisse, die aus den verschiedenen Maus-Modellen gewonnen werden konnten, hat die Gruppe um Millán ein Modell entwickelt, welches das momentane Verständnis des komplexen Zusammenspiels der für die Mineralisierung bedeutendsten Faktoren anschaulich darstellt (Yadav et al., 2014). Eine normale Mineralisierung wird gehemmt, wenn extrazellulär ein Überschuss an PP_i vorliegt. Dieses wird hauptsächlich durch das Enzym ENPP1 nach Dephosphorylierung von ATP bereitgestellt und wirkt hemmend auf die Hydroxylapatit-Bildung, sofern nicht durch die TNAP ein Abbau von PP_i zum anorganischen Phosphat P_i erfolgt und in dieser Form dann die Mineralisierung fördert. Das extrazelluläre Verhältnis von P_i zu PP_i wird durch die Natrium-abhängigen Phosphattransporter P_iT1 und vermutlich auch P_iT2 erfasst und daraufhin die Expression von Genen beeinflusst, die wiederum Einfluss auf den extrazellulären PP_i-Spiegel nehmen können. Während Gene für das PP_i-generierende Enzym ENPP1 selbst, aber auch für den Kanal ANK, durch den intrazelluläres PP_i aus der Zelle gelangen kann, herunter reguliert werden, wird das *Alpl*-Gen, das für das PP_i-abbauende TNAP-Enzym kodiert, induziert, so dass sich das Verhältnis zugunsten des mineralisierungsfördernden P_i ändert. Auch Osteopontin wird durch Aktivierung des *Spp1*-Gens vermehrt produziert und wirkt dann stimulierend auf die *Phospho1*-Expression. Genetisch manipulierte Tiermodelle mit modulierter Expression der TNAP in Gefäßen ermöglichen in Zukunft noch mehr Aussagen über die Rolle der TNAP bei der Arteriosklerose und über mögliche Nebenwirkungen einer TNAP-Ersatztherapie auf weitere pathologische Kalzifizierungsprozesse außerhalb des Knochens.

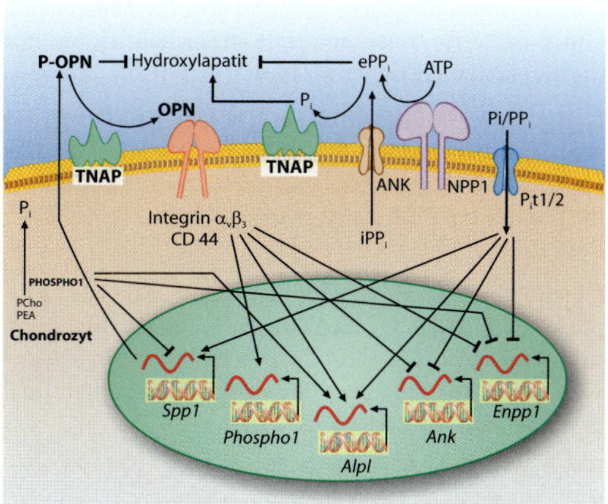

Abb. 5.3: Modell des komplexen Zusammenspiels der für die Mineralisierung bedeutendsten Faktoren. Erläuterung im Text (mod. n. Yadav et al., 2014).

5.4. Literatur

Ali, S.Y., Sajdera, S.W., and Anderson, H.C. (1970). Isolation and characterization of calcifying matrix vesicles from epiphyseal cartilage. Proc Natl Acad Sci U S A *67*, 1513-1520.

Anderson, H.C., Garimella, R., and Tague, S.E. (2005a). The role of matrix vesicles in growth plate development and biomineralization. Front Biosci *10*, 822-837.

Anderson, H.C., Harmey, D., Camacho, N.P., Garimella, R., Sipe, J.B., Tague, S., Bi, X., Johnson, K., Terkeltaub, R., and Millán, J.L. (2005b). Sustained osteomalacia of long bones despite major improvement in other hypophosphatasia-related mineral deficits in tissue nonspecific alkaline phosphatase/nucleotide pyrophosphatase phosphodiesterase 1 double-deficient mice. Am J Pathol *166*, 1711-1720.

Boskey, A.L., Maresca, M., Ullrich, W., Doty, S.B., Butler, W.T., and Prince, C.W. (1993). Osteopontin-hydroxyapatite interactions in vitro: inhibition of hydroxyapatite formation and growth in a gelatin-gel. Bone Miner *22*, 147-159.

Cruz, T., Gleizes, M., Balayssac, S., Mornet, E., Marsal, G., Millán, J.L., Malet-Martino, M., Nowak, L.G., Gilard, V., and Fonta, C. (2017). Identification of altered brain metabolites associated with TNAP activity in a mouse model of hypophosphatasia using untargeted NMR-based metabolomics analysis. J Neurochem *140(6)*, 919-940.

Fedde, K.N., Blair, L., Silverstein, J., Coburn, S.P., Ryan, L.M., Weinstein, R.S., Waymire, K., Narisawa, S., Millán, J.L., MacGregor, G.R., and Whyte, M.P. (1999). Alkaline phosphatase knock-out mice recapitulate the metabolic and skeletal defects of infantile hypophosphatasia. J Bone Miner Res *14*, 2015-2026.

Hahnel, A.C., Rappolee, D.A., Millán, J.L., Manes, T., Ziomek, C.A., Theodosiou, N.G., Werb, Z., Pedersen, R.A., and Schultz, G.A. (1990). Two alkaline phosphatase genes are expressed during early development in the mouse embryo. Development *110*, 555-564.

Harmey, D., Hessle, L., Narisawa, S., Johnson, K.A., Terkeltaub, R., and Millán, J.L. (2004). Concerted regulation of inorganic pyrophosphate and osteopontin by akp2, enpp1, and ank: an integrated model of the pathogenesis of mineralization disorders. Am J Pathol *164*, 1199-1209.

Harmey, D., Johnson, K.A., Zelken, J., Camacho, N.P., Hoylaerts, M.F., Noda, M., Terkeltaub, R., and Millán, J.L. (2006). Elevated skeletal osteopontin levels contribute to the hypophosphatasia phenotype in Akp2(-/-) mice. J Bone Miner Res *21*, 1377-1386.

Hessle, L., Johnson, K.A., Anderson, H.C., Narisawa, S., Sali, A., Goding, J.W., Terkeltaub, R., and Millán, J.L. (2002). Tissue-nonspecific alkaline phosphatase and plasma cell membrane glycoprotein-1 are central antagonistic regulators of bone mineralization. Proc Natl Acad Sci U S A *99*, 9445-9449.

Holtzman, N.G., Iovine, M.K., Liang, J.O., and Morris, J. (2016). Learning to Fish with Genetics: A Primer on the Vertebrate Model Danio rerio. Genetics *203(3)*, 1069-89.

Hunter, G.K., Kyle, C.L., and Goldberg, H.A. (1994). Modulation of crystal formation by bone phosphoproteins: structural specificity of the osteopontin-mediated inhibition of hydroxyapatite formation. Biochem J *300*, 723-728.

Ikeue, R., Nakamura-Takahashi, A., Nitahara-Kasahara, Y., Watanabe, A., Muramatsu, T., Sato, T., and Okada, T. (2018). Bone-Targeted Alkaline Phosphatase Treatment of Mandibular Bone and Teeth in Lethal Hypophosphatasia via an scAAV8 Vector. Molecular Therapy: Methods & Clinical Development Vol. 10.

Jiang, M., Chavarria, T.E., Yuan, B., Lodish, H.F., and Huang, N.J. (2020). Phosphocholine accumulation and PHOSPHO1 depletion promote adipose tissue thermogenesis. Proc Natl Acad Sci U S A *117(26)*, 15055-15065.

Jinek, M., Chylinski, K., Fonfara, I., Hauer, M., Doudna, J. A., and Charpentier, E. (2012). A programmable dual-RNA-guided DNA endonuclease in adaptive bacterial immunity. Science (New York, N.Y.) *337(6096)*, 816-821.

Johnson, K.A., Hessle, L., Vaingankar, S., Wennberg, C., Mauro, S., Narisawa, S., Goding, J.W., Sano, K., Millan, J.L., and Terkeltaub, R. (2000). Osteoblast tissue-nonspecific alkaline phosphatase antagonizes and regulates PC-1. Am J Physiol Regul Integr Comp Physiol *279*, 1365-1377.

MacGregor, G.R., Zambrowicz, B.P., and Soriano, P. (1995). Tissue non-specific alkaline phosphatase is expressed in both embryonic and extraembryonic lineages during mouse embryogenesis but is not required for migration of primordial germ cells. Development *121*, 1487-1496.

Matsumoto, T., Miyake, K., Yamamoto, S., Orimo, H., Miyake, N., Odagaki, Y., Adachi, K., Iijima, O., Narisawa, S., Millán, J.L., Fukunaga, Y., and Shimada, T. (2011). Rescue of severe infantile hypophosphatasia mice by AAV-mediated sustained expression of soluble alkaline phosphatase. Hum Gene Ther *22*, 1355-1364.

McKee, M.D., Nakano, Y., Masica, D.L., Gray, J.J., Lemire, I., Heft, R., Whyte, M.P., Crine, P., and Millán, J.L. (2011). Enzyme replacement therapy prevents dental defects in a model of hypophosphatasia. J Dent Res *90*, 470-476.

Melms, H., Herrmann, M., Förstner, K., Bharti, R., Schneider, D., Mentrup, B., Rudert, M., Schlagenhauf, U., Jakob, F., and Graser, S. (2020). Novel molecular cues for dental defects in hypophosphatasia. Exp Cell Res *392(2)*, 112026.

Mentrup, B., Marschall, C., Barvencik, F., Amling, M., Plendl, H., Jakob, F., and Beck, C. (2011). Functional characterization of a novel mutation localized in the start codon of the tissue-nonspecific alkaline phosphatase gene. Bone *48*, 1401-1408.

Millán, J.L. (2006). Mammalian Alkaline Phosphatases: From Biology to Applications in Medicine and Biotechnology. Weinheim, Germany: Wiley-VCH Verlag. 1-322.

Millán, J.L., Narisawa, S., Lemire, I., Loisel, T.P., Boileau, G., Leonard, P., Gramatikova, S., Terkeltaub, R., Camacho, N.P., McKee, M.D., Crine, P., and Whyte, M.P. (2008). Enzyme replacement therapy for murine hypophosphatasia. J Bone Miner Res *23*, 777-787.

Millán, J.L. (2013). The role of phosphatases in the initiation of skeletal mineralization. Calcif Tissue Int *93*, 299-306.

Nakamura, T., Nakamura-Takahashi, A., Kasahara, M., Yamaguchi, A., and Azuma, T. (2020). Tissue-nonspecific alkaline phosphatase promotes the osteogenic differentiation of osteoprogenitor cells. Biochem Biophys Res Commun *524(3)*, 702-709.

Narisawa, S., Hasegawa, H., Watanabe, K., and Millán, J.L. (1994). Stage-specific expression of alkaline phosphatase during neural development in the mouse. Dev Dyn *201*, 227-235.

Narisawa, S., Fröhlander, N., and Millán, J.L. (1997). Inactivation of two mouse alkaline phosphatase genes and establishment of a model of infantile hypophosphatasia. Dev Dyn *208*, 432-446.

Narisawa, S., Wennberg, C., and Millán, J.L. (2001). Abnormal vitamin B6 metabolism in alkaline phosphatase knock-out mice causes multiple abnormalities, but not the impaired bone mineralization. J Pathol *193*, 125-133.

Narisawa, S., Yadav, M.C., and Millán, J.L. (2013). In vivo overexpression of tissue-nonspecific alkaline phosphatase increases skeletal mineralization and affects the phosphorylation status of osteopontin. J Bone Miner Res *28*, 1587-1598.

Ohlebusch, B., Borst, A., Frankenbach, T., Jakob, F., Klopocki, E., Liedtke, D., and Graser, S. (2020). Investigation of *alpl* expression and Tnap-activity in zebrafish implies conserved functions during skeletal and neuronal development. Sci Rep *10*, 13321.

Register, T.C., McLean, F.M., Low, M.G., and Wuthier, R.E. (1986). Roles of alkaline phosphatase and labile internal mineral in matrix vesicle-mediated calcification. Effect of selective release of membrane-bound alkaline phosphatase and treatment with isosmotic pH 6 buffer. J Biol Chem *261*, 9354-9360.

Roberts, S., Narisawa, S., Harmey, D., Millán, J.L., and Farquharson, C. (2007). Functional involvement of PHOSPHO1 in matrix vesicle-mediated skeletal mineralization. J Bone Miner Res *22*, 617-27.

Romanelli, F., Corbo, A., Salehi, M., Yadav, M.C., Salman, S., Petrosian, D., Rashidbaigi, O.J., Chait, J., Kuruvilla, J., Plummer, M., Radichev, I., Margulies, K.B., Gerdes, A.M., Pinkerton, A.B., Millán, J.L., Savinov, A.Y., and Savinova, O.V. (2017). Overexpression of tissue-nonspecific alkaline phosphatase (TNAP) in endothelial cells accelerates coronary artery disease in a mouse model of familial hypercholesterolemia. PLoS One *12(10)*, e0186426.

Schlesinger, P.H., Braddock, D.T., Larrouture, Q.C., Ray, E.C., Riazanski, V., Nelson, D.J., Tourkova, I.L., and Blair, H.C. (2020). Phylogeny and chemistry of biological mineral transport. Bone 2020 115621.

Sebastián-Serrano, A., Engel, T., de Diego-García, L., Olivos-Oré, L.A., Arribas-Blázquez, M., Martínez-Frailes, C., Pérez-Díaz, C., Millán, J.L., Artalejo, A.R., Miras-Portugal, M.T., Henshall, D.C., and Díaz-Hernández, M. (2016). Neurodevelopmental alterations and seizures developed by mouse model of infantile hypophosphatasia are associated with purinergic signalling deregulation, Hum Mol Genet *25(19)*, 4143-4156.

Sugano, H., Matsumoto, T., Miyake, K., Watanabe, A., Iijima, O., Migita, M., Narisawa, S., Millán, J.L., Fukunaga, Y., and Shimada, T. (2012). Successful gene therapy in utero for lethal murine hypophosphatasia. Hum Gene Ther *23*, 399-406.

Waymire, K.G., Mahuren, J.D., Jaje, J.M., Guilarte, T.R., Coburn, S.P., and MacGregor, G.R. (1995). Mice lacking tissue non-specific alkaline phosphatase die from seizures due to defective metabolism of vitamin B-6. Nat Genet *11*, 45-51.

Wennberg, C., Hessle, L., Lundberg, P., Mauro, S., Narisawa, S., Lerner, U.H., and Millán, J.L. (2000). Functional characterization of osteoblasts and osteoclasts from alkaline phosphatase knockout mice. J Bone Miner Res *15*, 1879-1888.

Whyte, M.P., Mahuren, J.D., Vrabel, L.A., and Coburn, S.P. (1985). Markedly increased circulating pyridoxal-5'-phosphate levels in hypophosphatasia. Alkaline phosphatase acts in vitamin B6 metabolism. J Clin Invest *76*, 752-756.

Whyte, M.P., Mahuren, J.D., Fedde, K.N., Cole, F.S., McCabe, E.R., and Coburn, S.P. (1988). Perinatal hypophosphatasia: tissue levels of vitamin B6 are unremarkable despite markedly increased circulating concentrations of pyridoxal-5'-phosphate. Evidence for an ectoenzyme role for tissue-nonspecific alkaline phosphatase. J Clin Invest *81*, 1234-1239.

Whyte, M.P. (1994). Hypophosphatasia and the role of alkaline phosphatase in skeletal mineralization. Endocr Rev *15*, 439-461.

Whyte, M.P. (2010). Physiological role of alkaline phosphatase explored in hypophosphatasia. Ann N Y Acad Sci *1192*, 190-200.

Whyte, M.P., Greenberg, C.R., Salman, N.J., Bober, M.B., McAlister, W.H., Wenkert, D., Van Sickle, B.J., Simmons, J.H., Edgar, T.S., Bauer, M.L., Hamdan, M.A., Bishop, N., Lutz, R.E., McGinn, M., Craig, S., Moore, J.N., Taylor, J.W., Cleveland, R.H., Cranley, W.R., Lim, R., Thacher, T.D., Mayhew, J.E., Downs, M., Millán, J.L., Skrinar, A.M., Crine, P., and Landy, H. (2012). Enzyme-replacement therapy in life-threatening hypophosphatasia. N Engl J Med *366*, 904-913.

Yadav, M.C., Simão, A.M., Narisawa, S., Huesa, C., McKee, M.D., Farquharson, C., and Millán, J.L. (2011a). Loss of skeletal mineralization by the simultaneous ablation of PHOSPHO1 and alkaline phosphatase function: a unified model of the mechanisms of initiation of skeletal calcification. J Bone Miner Res *26*, 286-297.

Yadav, M.C., Lemire, I., Leonard, P., Boileau, G., Blond, L., Beliveau, M., Cory, E., Sah, R.L., Whyte, M.P., Crine, P., and Millán, J.L. (2011b). Dose response of bone-targeted enzyme replacement for murine hypophosphatasia. Bone *49*, 250-246.

Yadav, M.C., de Oliveira, R.C., Foster, B.L., Fong, H., Cory, E., Narisawa, S., Sah, R.L., Somerman, M., Whyte, M.P., and Millán, J.L. (2012). Enzyme replacement prevents enamel defects in hypophosphatasia mice. J Bone Miner Res *27*, 1722-1734.

Yadav, M.C., Huesa, C., Narisawa, S., Hoylaerts, M.F., Moreau, A., Farquharson, C., and Millán, J.L. (2014). Ablation of Osteopontin Improves the Skeletal Phenotype of Phospho1-/- Mice. J Bone Miner Res 29, 2369-2381.

Yamamoto, S., Orimo, H., Matsumoto, T., Iijima, O., Narisawa, S., Maeda, T., Millán, J.L., and Shimada, T. (2011). Prolonged survival and phenotypic correction of Akp2(-/-) hypophosphatasia mice by lentiviral gene therapy. J Bone Miner Res *26*, 135-142.

6. Genetik

6.1. Allgemeine Genetik

Die Hypophosphatasie, charakterisiert durch eine reduzierte Aktivität der Alkalischen Phosphatase, wird durch genetische Veränderungen (Mutationen) im Gen der Alkalischen Phosphatase (*ALPL*-Gen, vgl. Kap. 6.2.) verursacht. Als genetisch bedingte Erkrankung zeigt sie einige Besonderheiten, so können z.B. weitere Familienmitglieder ebenfalls von Hypophosphatasie betroffen sein. Im Folgenden werden die genetischen Zusammenhänge erläutert.

Das menschliche Genom ist in 23 Chromosomenpaaren, also 46 Chromosomen organisiert (☞ Abb. 6.1). Bei den Chromosomenpaaren werden 22 Paare von Autosomen (vgl. Abb. 6.1, 1-22,) und ein Geschlechtschromosomenpaar (vgl. Abb. 6.1, XX bei weiblichem Geschlecht) unterschieden. Bei jedem Chromosomenpaar ist ein Chromosom von der Mutter, das andere Chromosom vom Vater vererbt. Die Chromosomen eines Paares werden als homologe Chromosomen bezeichnet.

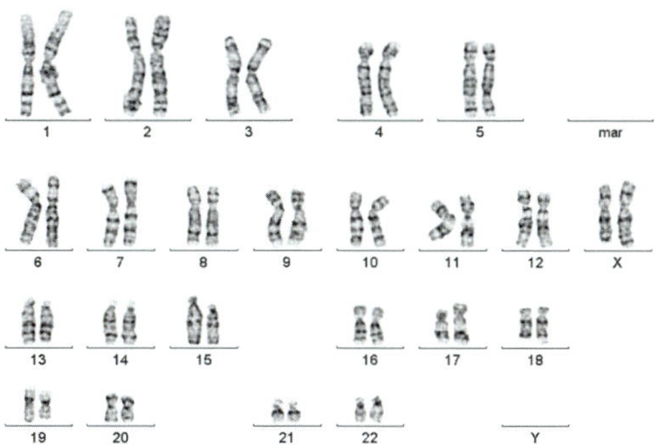

Abb. 6.1: Unauffälliger weiblicher Chromosomensatz.

In den Chromosomen liegen Gene, die jeweils in zweifacher Kopie (bzw. auf zwei Allelen), einmal von der Mutter, einmal vom Vater vererbt vorliegen. Beide Genkopien des *ALPL*-Gens sind auf Chromosom 1p36 lokalisiert und tragen die Information zur Synthese der Alkalischen Phosphatase.

Bestehen genetische Veränderungen im *ALPL*-Gen, kann dies Konsequenzen für die Bildung des zugehörigen Proteins haben. So genannte Stopp- oder Nonsense-Mutationen führen zum vorzeitigen Abbruch der Information, was meist zur fehlenden Bildung des Proteins aufgrund dieser veränderten Genkopie führt. Missense-Mutationen bewirken den Austausch einer Aminosäure und damit die Bildung eines veränderten Proteins, das entweder weiterhin vollständige Enzymaktivität oder auch eine reduzierte Aktivität zeigen kann. Auch der vollständige Verlust der Enzymaktivität kann Folge einer Missense-Mutation sein.

Die Alkalische Phosphatase wirkt im menschlichen Körper als sog. Dimer, d.h. zwei Proteinmoleküle der Alkalischen Phosphatase bilden einen Komplex. Besteht nun in einer Genkopie eine genetische Veränderung, die einen Bereich der Proteinstruktur betrifft, der für die Komplexbildung essentiell ist, kann diese Mutation auch die Wirkung des zweiten unveränderten Proteins verändern (dominant negative Wirkung).

Von jedem Genpaar wird von den Eltern eine Genkopie an die Kinder weitergegeben. Die Hypophosphatasie kann dabei sowohl einer autosomal dominanten als auch einer autosomal rezessiven Vererbung folgen.

Beim autosomal rezessiven Erbgang kommt es zur Erkrankung, wenn beide Kopien des *ALPL*-Gens eine Veränderung (Mutation) aufweisen (☞ Abb. 6.2). Bei den Eltern des Erkrankten besteht häufig nur eine veränderte Genkopie (heterozygote Anlageträger der genetischen Veränderung), die Eltern selbst haben in der Regel keine oder allenfalls deutlich abgeschwächte Symptome. Für jedes Kind dieser Eltern besteht eine Wahrscheinlichkeit von 25 % zu erkranken (☞ Abb. 6.2). Autosomal rezessive Erkrankungen treten häufiger auf, wenn zwischen den Eltern ein verwandtschaftliches Verhältnis besteht. Die schweren, meist frühkindlichen Verläufe der Hypophosphatasie folgen in der Regel einer autosomal rezessiven Vererbung.

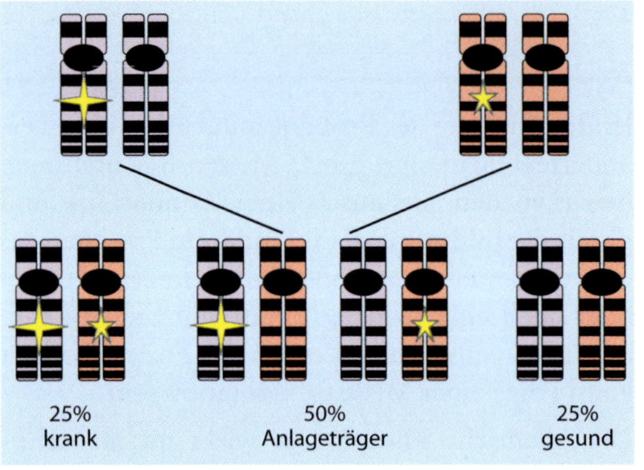

Abb. 6.2: Schema des autosomal rezessiven Erbgangs.

Beim autosomal dominanten Erbgang kommt es bereits zur Erkrankung, wenn eine Mutation in einer der beiden Genkopien, also heterozygot, vorliegt. Kinder von betroffenen Personen tragen ein 50 %iges Risiko, die zur Erkrankung führende Mutation zu erben und ein 50 %iges Risiko, die unveränderte Genkopie zu erben und nicht zu erkranken. Die vergleichsweise milden, normalerweise erst im Erwachsenenalter manifesten Verläufe der Hypophosphatasie folgen oft einer autosomal dominanten Vererbung, was wahrscheinlich in vielen Fällen durch die dominant negative Wirkung des veränderten Proteins verursacht wird (s. dort).

6.2. Die gewebeunspezifische Alkalische Phosphatase und das *ALPL*-Gen

Die Hypophosphatasie (HPP) wird verursacht durch Mutationen im Gen, welches die gewebeunspezifische Alkalische Phosphatase (*tissue non-specific alkaline phosphatase*; *TNSALP*) bzw. die Alkalische Phosphatase Typ Leber/Knochen/Niere (*alkaline phosphatase, liver*; *ALPL*) auf 1p36 codiert (OMIM *171760). Gemäß "*HUGO Gene Nomenclature Committee*" (HGNC) lautet die offizielle Genabkürzung *ALPL*, weshalb diese hier im Folgenden verwendet wird. Das *ALPL*-Gen umfasst 12 Exons in einer Region von über 50 kb (Weiss et al., 1988). Die beiden *ALPL*-Haupttranskripte vom Leber- bzw. Knochen-Typ unterscheiden sich durch ein nicht-codierendes Exon 1 und eine unterschiedliche Promotor- bzw. 5'-untranslatierte Region (5'-UTR). Beide *ALPL*-Transkripte codieren das gleiche Protein, welches 524 Aminosäuren inklusive eines Signalpeptids von 17 Aminosäuren umfasst (Weiss et al., 1986). Die *ALPL*-cDNA weist fünf potentielle N-Glykosylierungsstellen auf, welche vermutlich eine Rolle für die katalytische Aktivität spielen (Weiss et al., 1988).

Die Gene für die drei gewebespezifischen Alkalischen Phosphatasen (intestinale, plazentale und Keimzell-Isoform), welche sich auf dem langen Arm von Chromosom 2 befinden, sind kleiner als das *ALPL*-Gen, hauptsächlich aufgrund der kleineren Introns. Untereinander weisen die gewebespezifischen Alkalischen Phosphatasen mit über 80 % Identität deutlich größere Homologien auf als zur gewebe-unspezifischen Alkalischen Phosphatase mit nur 50-60 % Übereinstimmung in den Aminosäure-Sequenzen (Whyte, 2010). Im Jahr 2000 wurde die Kristallstruktur der plazentalen Isoform aufgeklärt (Le Du et al., 2001) und dient seither auch als Grundlage für die 3D-Modellierung der gewebeunspezifischen Alkalischen Phosphatase, z.B. um den Effekt von nachgewiesenen Aminosäure-Austauschen auf die Proteinstruktur zu untersuchen. Das aktive Zentrum der gewebeunspezifischen Alkalischen Phosphatase besteht aus 15 Aminosäuren, die von sechs verschiedenen Exons codiert werden, und ist in allen bekannten Alkalischen Phosphatasen (ALPs) konserviert. Die ALPs zählen zu den Zn^{2+}-Metalloenzymen, die Multimere aus identischen Untereinheiten bilden, wobei jedes Monomer ein aktives Zentrum und zwei Zn^{2+}-Atome zur Stabilisierung der Tertiärstruktur besitzt (Whyte 2010). Vermutlich liegen die ALPs in Geweben als Homotetramere an Zelloberflächen gebunden vor, im Blutkreislauf als Homodimere. Die beiden Untereinheiten der dimeren Form der gewebeunspezifischen ALP weisen αβ-Topologie auf mit einem zentralen 10-strängigen β-Faltblatt (Whyte, 2010) (☞ Abb. 6.3). Die ALP-Konzentrationen im Serum bestehen bei gesunden Erwachsenen hauptsächlich aus gleichen Anteilen an Knochen- und Leber-Isoformen der gewebeunspezifischen ALP, Kinder weisen jedoch höhere Werte an der Knochen-Unterform auf. Erniedrigte Serum-ALP-Werte führen, wie bereits beschrieben zur HPP, welche wiederum durch verschiedene Mutationen im *ALPL*-Gen verursacht wird.

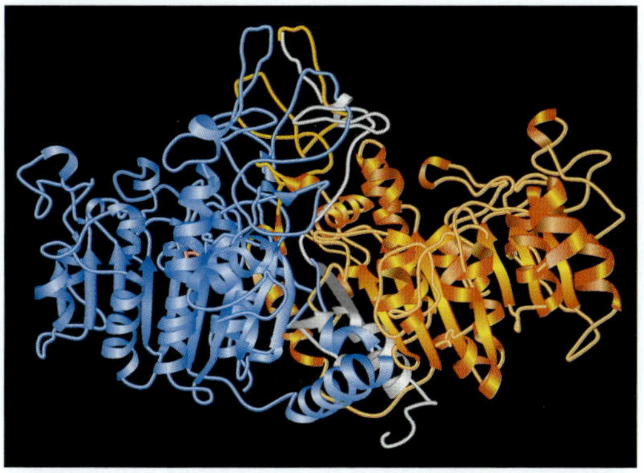

Abb. 6.3: Dreidimensionale Struktur der gewebeunspezifischen Alkalischen Phosphatase, welche als Dimer (blauer und orangefarbiger Teil) vorliegt. Die Abbildung wurde freundlicherweise von Dr. Alexander Keller, Zoologie III der Universität Würzburg, zur Verfügung gestellt.

Mit ca. 75 % aller nachgewiesenen Mutationen im *ALPL*-Gen stellen Missense-Mutationen, die zu Aminosäure-Austauschen führen, den häufigsten Mutationstyp dar. Kleine Deletionen sind mit ca. 10 % weitaus seltener, jedoch etwa so häufig wie Spleiß- und Nonsense-Mutationen gemeinsam. Noch seltener werden kleine Insertionen und große Deletionen im *ALPL*-Gen als kausale Mutationen identifiziert (jeweils ca. 1-3 %). Alle anderen Mutationsarten liegen bei unter 1 %. Eine Übersicht über eine größere Anzahl an bisher nachgewiesenen Mutationen bieten verschiedene Mutationsdatenbanken, wie z.B. die *Human Gene Mutation Database* (HGMD) oder die *Leiden Open Variation Database* (LOVD).

6.3. Molekulargenetische HPP-Diagnostik

Da hauptsächlich Punktmutationen und nur sehr wenige Kopienzahlvariationen (CNVs, *Copy number variations*) wie große Deletionen oder Duplikationen im *ALPL*-Gen bekannt sind, erfolgt bei der molekulargenetischen Diagnostik meist zuerst eine direkte Sequenzierung des *ALPL*-Gens. Dabei werden zunächst die 11 codierenden Exons des *ALPL*-Gens inklusive 20 bp der flankierenden intronischen Sequenzen nach der herkömmlichen Sanger-Methode oder mit der neueren NGS-Technik (*Next Generation Sequencing*) sequenziert und gegen eine geeignete Referenzsequenz (NM_000478.6) analysiert. Die identifizierten Varianten werden anschließend mittels verschiedener bioinformatischer Algorithmen und Datenbank-Vergleiche auf ihre Kausalität hin überprüft. Liegen zwei heterozygote oder eine homozygote, als kausal vorhergesagte Varianten vor, so kann man von einem autosomal rezessiven Erbgang ausgehen. Wurde nur eine heterozygote Mutation identifiziert, sollte man überprüfen, ob eventuell ein dominant-negativer Effekt für diese Mutation beschrieben wurde, z.B. anhand der Publikation von Del Angel et al., 2020 und geeigneter Datenbanken.

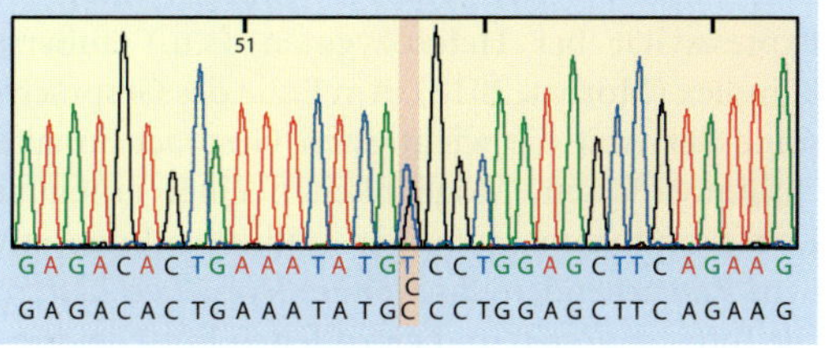

Abb. 6.4: Beispiel für eine mittels Sanger-Sequenzierung nachgewiesene heterozygote Missense-Mutation im Exon 3 des *ALPL*-Gens (c.119C>T, p.Ala40Val).

Da in verschiedenen Mutationsdatenbanken (HGMD, LOVD) bereits einige Varianten in der 5‘-untranslatierten Region (5´-UTR) des *ALPL*-Gens beschrieben wurden, sollte auch die Sequenzierung dieser Region bzw. des nicht-codierenden ersten Exons des o.g. *ALPL*-Haupttranskriptes in Erwägung gezogen werden. Zusätzlich sollte bei Vorliegen von nur einer oder keiner Punktmutation eine *Multiplex Ligation-dependent Probe Amplification* (MLPA)-Analyse oder eine alternative quantitative Methode zum Nachweis von CNVs durchgeführt werden. Bisher wurden in den o.g. Mutationsdatenbanken bzw. in der Literatur jedoch erst wenige CNVs im *ALPL*-Gen publiziert.

6.4. Hypophosphatasie – Genetische Beratung

Genetische Beratung

In der genetischen Beratung vermittelt der Arzt medizinische Inhalte zur Hypophosphatasie (HPP), zum genetischen Hintergrund, den Wiederholungsrisiken und der Bedeutung für die individuelle Situation des Ratsuchenden sowie für die Familie(nplanung). Die Schwerpunkte der Beratung ergeben sich hierbei aus der persönlichen Situation der Ratsuchenden und sollten eingangs im Sinne einer Auftragsklärung umrissen werden. Sie können z.B. die Möglichkeiten und Grenzen einer molekulargenetischen Diagnostik, die Befunderläuterung, Wiederholungsrisiken, Optionen für die Familienplanung, die Koordination vorgeburtlicher Diagnostik sowie psychosoziale Fragen und die Anbindung an eine Selbsthilfegruppe betreffen. Eine Schlüsselstellung nehmen in der genetischen Beratung zur Hypophosphatasie im Allgemeinen die Wiederholungsrisiken ein. Die Informationsvermittlung hierzu gestaltet sich besonders aufgrund der Möglichkeit verschiedener Erbgänge, inkompletter Penetranz und der variablen Expressivität bei Heterozygoten (s.u.) äußerst komplex (Mornet, 2018). Am Ende des Gesprächs sollte der Arzt die wichtigsten Gesprächsinhalte zusammenfassen, Möglichkeiten einer erneuten Kontaktaufnahme aufzeigen und zusammen mit dem Ratsuchenden das weitere Vorgehen klären; alle Informationen und getroffenen Entscheidungen gehen dem Ratsuchenden und mit dessen Einverständnis auch den behandelnden Ärzten, in Form eines zusammenfassenden Briefes, der sog. schriftlichen humangenetischen Stellungnahme, zu (Jung, 2014).

Wiederholungsrisiken

Die seltenen, schweren Verlaufsformen der HPP (perinatal letale und infantile Hypophosphatasie) sind autosomal rezessiv erblich. Somit besteht ein Wiederholungsrisiko von 25 % bei allen folgenden Schwangerschaften der Eltern des Indexpatienten. Meist sind bei diesen Formen compound heterozygote Mutationen (zwei unterschiedliche Mutationen auf den beiden Kopien des *ALPL*-Gens) beim Indexpatienten nachweisbar. Bei Wiederholung zeigen die betroffenen Geschwister meist, aber nicht notwendigerweise einen vergleichbaren Phänotyp (Mornet & Nunes, 2016). Intrafamiliäre Variabilität als Resultat zusätzlicher Faktoren (epigenetische Faktoren? modifizierende Gene?) ist somit auch bei den schweren Formen der HPP möglich (Hofmann et al., 2014). Dies sollte insbesondere bei Beratungen im Kontext pränataler Diagnostik berücksichtigt werden und unterstreicht, dass ein pränataler genetischer Befund multidisziplinär unter Berücksichtigung der Familiengeschichte und des Ultraschallbefundes zu werten ist.

Die häufigeren, milderen Formen der HPP (kindliche und Erwachsenen-HPP sowie Odontohypophosphatasie und die perinatal benigne Form) können in Abhängigkeit der zugrunde liegenden *ALPL*-Mutation und deren Einfluss auf die TNSALP-Aktivität autosomal rezessiv oder autosomal dominant erblich sein. Besonders bei der Odontohypophosphatasie und der sehr seltenen perinatal benigen Form ist oft von einem autosomal dominanten Erbgang auszugehen (Mornet et al., 2020). Bei dominantem Erbgang besteht ein Wiederholungsrisiko von 50 % für Kinder von Betroffenen. Mutationen sind in diesen Fällen meist von einem Elternteil vererbt und treten selten *de novo* auf. Die phänotypische Variabilität ist im Fall dominanter Mutationen sowohl inter- als auch intrafamiliär groß und reicht über unspezifische Störungen bis hin zum völligen Fehlen von klinischen oder biochemischen Symptomen bei Mutationsträgern (inkomplette Penetranz) (Mornet, 2018). Eine Segregationsanalyse in einer Familie ist somit zuverlässig nur unter Berücksichtigung des molekulargenetischen, klinischen und biochemischen Status zu leisten.

Bei autosomal rezessivem Erbgang sind heterozygote Mutationsträger entweder völlig asymptomatisch, klinisch asymptomatisch mit biochemischem Nachweis einer HPP oder sie zeigen weniger ausgeprägte Symptome als Träger compound heterozygoter und homozygoter Mutationen. Einige für dominant erbliche milde Formen der HPP verantwortliche Mutationen können bei Kombination mit anderen Mutationen (compound Heterozygotie) schwere Formen der HPP verursachen. Formalgenetisch trifft in diesen Fällen der Begriff der Semi-Dominanz (auch als inkomplette Dominanz bezeichnet) zu, hat sich aber in der Literatur zur HPP nicht durchgesetzt.

Die Angabe des Wiederholungsrisikos erfolgt generell somit in der Zusammenschau der vorliegenden Daten zu der/den spezifischen Mutation/en, des klinischen und biochemischen Befundes und der Familienanamnese.

Vorgeburtliche Diagnostik

Eine vorgeburtliche molekulargenetische Diagnostik ist prinzipiell sowohl bei den autosomal rezessiven wie den autosomal dominanten Formen der HPP möglich. Unabdingbare Voraussetzung ist der eindeutige Nachweis pathogener *ALPL*-

Varianten beim Index-Patienten. Dies schließt bei autosomal rezessiver HPP in aller Regel auch eine Untersuchung der Eltern auf Anlageträgerschaft ein, um zu klären, ob die beiden beim Index nachgewiesenen Varianten tatsächlich *in trans*, d.h. auf den unterschiedlichen Genkopien, vorliegen. Der Nachweis des Heterozygotenstatus bei den Eltern ist auch zur Sicherung des Wiederholungsrisikos von 25 % erforderlich, da in seltenen Fällen *de novo* Mutationen berichtet wurden.

Die Pränataldiagnostik erfolgt dann in der Regel nach transabdominaler Chorionzottenbiopsie (CVS) ab der 11.-12. Schwangerschaftswoche (SSW). Die Isolierung der für die Analyse erforderlichen kindlichen DNA ist meist aus nativen Zotten ohne Vermehrung der Zellen durch Kultur möglich, wie dies öfter nach Fruchtwasserpunktion (ab der 15.SSW) erforderlich ist. Ein Ergebnis liegt nach ca. 2 Wochen vor, in der gleichen Zeit erfolgt der Ausschluss maternaler Kontamination und ggfs. eine Chromosomenanalyse. Das Risiko für eine Fehlgeburt nach CVS liegt in einem spezialisierten Zentrum bei max. 0,3 %, andere Risiken wie kindliche Verletzungen oder Infektionen sind äußerst selten.

In Zukunft wird wahrscheinlich unter Umgehung der Risiken einer invasiven Diagnostik, eine Testung zum Nachweis oder Ausschluss der zuvor beim Index-Patienten nachgewiesenen Mutationen an zellfreier kindlicher DNA (cfDNA) im mütterlichen Plasma in der Routinediagnostik möglich sein, so wie dies z.B. bereits für monogene Skeletterkrankungen erfolgt ist (Hayward et al., 2018; Scrotchman et al., 2020).

Bei den schweren Formen der Hypophosphatasie ist eine sonographische Diagnostik möglich. Bei leerer Familienanamnese und sonographischem V.a. HPP ist eine molekulargenetische Untersuchung durch Screening des *ALPL*-Gens möglich, aber nicht immer zielführend. Zu beachten ist die Möglichkeit der seltenen benignen perinatalen Form, die sich postnatal durch spontane Verbesserung der pränatalen Skelettauffälligkeiten auszeichnet.

6.5. Literatur

Hofmann, C., Girschick, H., Mornet, E., Schneider, D., Jakob, F., and Mentrup, B. (2014). Unexpected high intrafamilial phenotypic variability observed in hypophosphatasia. Eur J Hum Genet *22*, 1160-1164.

Jung, C. (2014). Grundsätze humangenetischer Beratung. Aus: Moog, U., Rieß, O. (Hrsg,). Medizinische Genetik für die Praxis. Diagnostik, Beratung, Fallbeispiele. Thieme Verlag.

Le Du, M.H., Stigbrand, T., Taussig, M.J., Menez, A., and Stura, E.A. (2001). Crystal structure of alkaline phosphatase from human placenta at 1.8 A resolution. Implication for a substrate specificity. J Biol Chem *276*, 9158-9165.

Del Angel, G., Reynders, J., Negron, C., Steinbrecher, T., and Mornet, E. (2020). Large-scale in vitro functional testing and novel variant scoring via protein modeling provide insights into alkaline phosphatase activity in hypophosphatasia. Hum Mutat *41*, 1250-1262.

Hayward, J., Chitty, L.S. (2018). Beyond screening for chromosomal abnormalities: Advances in non-invasive diagnosis of single gene disorders and fetal exome sequencing. Semin Fetal Neonatal Med *23*, 94-101.

Mornet, E. (2018). Hypophosphatasia. Metabolism *82*, 142-155.

Mornet, E., and Nunes, M.E. (2016). Hypophosphatasia. 2007 Nov 20 [Updated 2016 Feb 4]. In: Adam, M.P., Ardinger, H.H., Pagon, R.A., et al., editors. GeneReviews® [Internet]. Seattle (WA): University of Washington, Seattle; 1993-2020. Available from: https://www.ncbi.nlm.nih.gov/books/NBK1150/

Mornet, E., Taillandier, A., Domingues, C., Dufour, A., Benaloun, E., Lavaud, N., Wallon, F., Rousseau, N., Charle, C., Guberto, M., Muti, C., and Simon-Bouy, B. (2020). Hypophosphatasia: a genetic-based nosology and new insights in genotype-phenotype correlation. Eur J Hum Genet 2020 Sep 24. doi: 10.1038/s41431-020-00732-6. Online ahead of print. PMID: 32973344

Scotchman, E., Shaw, J., Paternoster, B., Chandler, N., and Chitty, L.S. (2020). Non-invasive prenatal diagnosis and screening for monogenic disorders. Eur J Obstet Gynecol Reprod Biol *253*, 320-327.

Weiss, M. J., Ray, K., Henthorn, P. S., Lamb, B., Kadesch, T., and Harris, H. (1988). Structure of the human liver/bone/kidney alkaline phosphatase gene. J Biol Chem *263*, 12002-12010.

Weiss, M. J., Henthorn, P. S., Lafferty, M. A., Slaughter, C., Raducha, M., and Harris, H. (1986). Isolation and characterization of a cDNA encoding a human liver/bone/kidney-type alkaline phosphatase. Proc Nat Acad Sci *83*, 7182-7186.

Whyte, M.P. (2010). Physiological role of alkaline phosphatase explored in hypophosphatasia. Ann N Y Acad Sci *1192*, 190-200.

7. Klinik und Diagnostik – Pädiatrie

HPP als Multisystemerkrankung

Die Hypophosphatasie (HPP) wurde erstmals von John C. Rathbun im Jahr 1948 bei einem Säugling im Alter von drei Wochen beschrieben. Nach der sehr niedrigen Aktivität der Alkalischen Phosphatase (AP) benannte er die Erkrankung Hypophosphatasie (Rathbun, 1948). Heute weiß man, dass die HPP eine sehr seltene erbliche Erkrankung ist, verursacht durch Mutationen der kodierenden Sequenz des Enzyms "*Tissue non specific alkaline phosphatase*" TNAP (HGNC Symbol ALPL) und konsekutiver Akkumulation von nicht abgebauten Stoffwechselprodukten in Form von anorganischem Pyrophosphat (PPi) und Pyridoxalphosphat (PLP) (☞ Kap. 3.+6. (Mornet et al., 2013). HPP verursacht in der Pädiatrie ein sehr variables klinisches Bild mit unterschiedlich stark ausgeprägter Störung der Knochenmineralisierung, einer Reifungsstörung des Knochens, Verbiegungen und Frakturen sowie zahlreichen weiteren extraossären klinischen Auffälligkeiten und Symptomen. Hierunter sind v.a. zu nennen pulmonale Probleme (Lungenhypoplasie, pulmonale Hypertension ggf. mit Cor pulmonale, rezidivierende Infektionen/Inflammationen u.a.), Nierenbeteiligung (insbesondere Nephrokalzinose), Kraniosynostose, neuropsychiatrische Auffälligkeiten inklusive cerebraler Krampfanfälle, gastrointestinale Symptome, muskuläre Probleme (nicht progressive Schwäche/Inflammation) und Zahnveränderungen bzw. vorzeitiger Zahnverlust (Beck et al., 2009b; Brun-Heath et al., 2008; Collmann et al., 2009; Hofmann et al., 2013b; Mornet et al., 2014; Whyte, 2016). Zusammengefasst handelt es sich bei der HPP um eine seltene, genetische und zum Teil progressive metabolische Multisystemerkrankung mit sehr variablem klinischen Phänotyp bzw. Schweregrad, welche alle Altersgruppen betrifft und zu einer signifikanten Morbidität und Mortalität bei den betroffenen Familien führt.

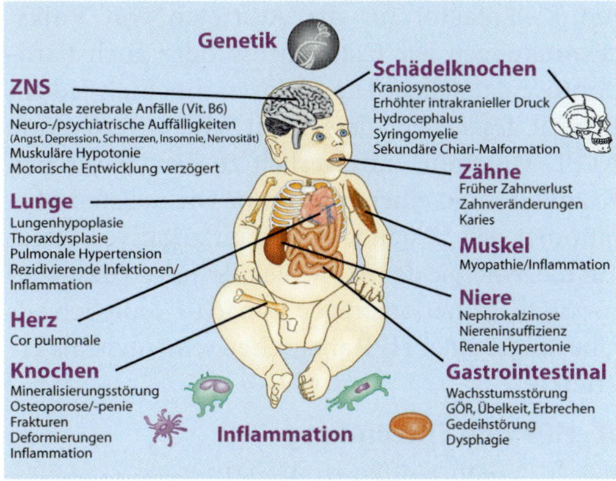

Abb. 7.1: HPP als Multisystemerkrankung.

HPP und Genetik (☞ auch Kap. 6.)

Insgesamt besteht keine konsistente Korrelation von Genotyp und Phänotyp bei der HPP. Allerdings besitzen Patienten mit klinisch milden Formen nicht selten Mutationen, die noch mit einer beträchtlichen Restaktivität der AP einhergehen, während Patienten mit schweren Formen zum Teil Mutationen aufweisen, infolge derer nahezu keine biochemische Aktivität der AP mehr nachgewiesen werden kann (Mornet, 2007). Andererseits gibt es auch erhebliche Diskrepanzen der klinischen Symptome bei gleichem Genotyp, so dass man die klinische Ausprägung auf dem Boden der Kenntnis des Genotyps nicht verlässlich vorhersagen kann, was die Pränataldiagnostik mit anschließender genetischer Beratung erschweren kann (Hofmann et al., 2014).

Nach neueren wissenschaftlichen Erkenntnissen geht man zudem davon aus, dass genetisch veränderte AP-Moleküle auf der Proteinebene einen dominant negativen Effekt ausüben können, so dass auch heterozygote Störungen zu einem Aktivitätsverlust der AP verbunden mit relevanten klinischen Beeinträchtigungen führen können. Die dominant negativen Proteine stören die Aktivität des gesunden homodimeren Enzyms (als Heterodimer mutiert/wildtyp) und verursachen dadurch mehr Probleme, als man aus klinisch-chemischen Untersuchungen erwarten würde (Fauvert et al., 2009; Mentrup et al., 2011). Aufgrund der Häufigkeit von heterozygoten Carriern könnte eine reduzierte AP-Aktivität und damit milde Formen der

HPP deutlich häufiger sein als bisher angenommen und daher beispielsweise im Alter oder in anderen sog. "Challenge"-Situationen einen weiteren Risikofaktor für das Auftreten von Volkserkrankungen wie Osteoporose oder auch Parodontose darstellen. Die Autoren möchten jedoch explizit feststellen, dass nicht jede heterozygote ALPL-Mutation unweigerlich zu dem klinischen Krankheitsbild einer HPP führt. Die meisten Mutationen weisen keinen dominant negativen Effekt auf die Synergie der AP-Moleküle auf, so das heterozygote Mutationsträger zunächst lediglich als Überträger einer HPP anzusehen sein, nicht als Erkrankte.

HPP und Entzündung

Bei der kindlichen Form der HPP konnte gezeigt werden, dass eine Mehrzahl der Kinder einen erhöhten Serumspiegel an Entzündungsmediatoren in Form von Prostaglandin E aufweisen, was die auf genetischer Basis bestehende Mineralisationsstörung des Knochens zusätzlich verstärkt, da Prostaglandine stark in den Knochenmetabolismus eingreifen können. Andererseits kann der erhöhte Spiegel an Prostaglandinen durch Prostaglandinsynthese-Inhibitoren (NSAIDs) auf altersentsprechende Werte gesenkt werden, einhergehend mit einer signifikanten Schmerzreduktion und Zunahme der körperlichen Aktivität (Girschick et al., 2006; Girschick et al., 1999).

Die Entzündungsvorgänge sind offensichtlich eine Folge des Knochenstoffwechseldefektes und entstehen durch die Akkumulation der von der TNAP nicht abgebauten Substrate, insbesondere durch Kalziumpyrophosphatkristalle, welche – ähnlich den Uratkristallen bei der Gicht – Entzündungsvorgänge hervorrufen können. Der genaue Pathomechanismus, der zur Zellaktivierung mit Entzündung und Gewebsdestruktion führt, ist derzeit noch nicht endgültig geklärt. Verschiedene Rezeptoren des angeborenen Immunsystems (u.a. Toll-like Rezeptoren) können durch Kalziumpyrophosphatkristalle aktiviert werden und führen über verschiedene komplexe inflammatorische Signalkaskaden letztlich zur Sekretion von proinflammatorischen Zytokinen (u.a. Interleukin 1), Chemokinen und Matrixmetalloproteinasen (Beck et al., 2009a) (☞ auch Abb. 3.3).

7.1. Klinischer Phänotyp

Anhand von Ausprägungsgrad und Manifestationsalter unterscheidet man fünf Subtypen (☞ Tab. 7.1). Im klinischen Alltag erweist sich diese Einteilung jedoch häufig als artefiziell, die Grenzen zeigen sich oftmals als fließend bzw. überlappend, so dass eine dezidierte Zuordnung zu einer der genannten Formen im Einzelfall nicht immer zwanglos möglich ist. Grundsätzlich zeigt sich eine inverse Korrelation von Alter und Schwere der Erkrankung, d.h. bei sehr früh auftretenden ersten HPP-typischen Symptomen findet sich in der Regel ein schwererer klinischer Verlauf mit ausgeprägtem Phänotyp.

Die **perinatale Form** ist die schwerwiegendste Form (☞ Abb. 7.2). Erste Symptome bzw. klinische Zeichen finden sich bereits *in utero* oder in den ersten Lebenstagen. Sie kann aufgrund einer ausgeprägten Hypomineralisation mit nahezu fehlendem Knochen, schwersten Knochendeformitäten, Störungen des Kalzium/Phosphat-Metabolismus, cerebralen Krampfanfällen und einer sekundären Lungenhypoplasie bis hin zur Totgeburt oder zum Tod nach wenigen Lebenstagen/-wochen führen (Hofmann et al., 2013c; Leung et al., 2013; Rockman-Greenberg, 2013; Whyte et al., 2019). Insgesamt besteht bei dieser Form eine sehr hohe Mortalität (73-100 %), weshalb sie auch als perinatale, letale Form bezeichnet wurde (Leung et al., 2013; Whyte et al., 2014; Whyte et al., 2016; Whyte et al., 2019). Häufigste Todesursachen sind pulmonal bedingt, insbesondere ein respiratorisches Versagen, schwere pulmonale Infektionen bei invasiver Langzeitbeatmung auf dem Boden einer sekundären Lungenhypoplasie (Hofmann et al., 2013a; Rockman-Greenberg, 2013; Rodriguez et al., 2012; Whyte et al., 2019). Die vermutlich zumindest partiell durch einen intracerebralen Vitamin B6-Mangel erklärten cerebralen Krampfanfälle scheinen neben der pulmonalen Problematik einen weiteren prognostisch ungünstigen Parameter darzustellen (Hofmann et al., 2013c; Whyte et al., 2014).

Perinatal

- schwerste Form, oft Totgeburt/Tod innerhalb weniger Lebenstage/extrem hohe Mortalität aufgrund eines sekundären respiratorischen Versagens
- Störungen im Kalzium/Phosphatstoffwechsel
- cerebrale Krampfanfälle /Vitamin B6-sensibel, z.T. schwierig zu therapieren)
- schwerste Mineralisierungsstörung/nahezu fehlendes Skelett
- sekundäre schwere Lungenhypoplasie, rezidivierende pulmonale Infektionen, Langzeitbeatmung

Pränatal benigne

- pränatal verkürzte/verbogene lange Röhrenknochen in Sonographie
- postnatal spontane klinische Verbesserung der ossären Auffälligkeiten
- unklarer Langzeitverlauf
- evtl. auch Zufallsbefund einer milden HPP

Infantil

- erste Symptome in den ersten 6 Lebensmonaten
- schwere Mineralisierungsstörung/Rachitis-ähnliche Veränderungen
- Kraniosynostosen, Chiari I Malformation, Hydrocephalus, Hydrosyringomyelie, Schluckstörungen, Irritabilität, cerebrale Krampfanfälle
- ausgeprägte muskuläre Schwäche
- Nephrokalzinose, Hyperkalziurie
- gastrointestinaler Reflux/rezidivierende Erbrechen/Trinkschwäche mit ausgeprägter Gedeihstörung/Wachstumsstörung
- häufig schlechte Prognose/hohe Mortalität im ersten Lebensjahr
- z.T. kontinuierlicher Übergang/Überlappung mit kindlicher Form

Kindlich

- erste Symptome nach dem ersten Lebensjahr
- Rachitis-ähnliche klinische Veränderungen
- Kleinwuchs, Gedeihstörung
- verzögerte motorische Entwicklung, verzögertes Laufenlernen
- Watschelgang aufgrund von Knochendeformitäten, muskulärer Schwäche, chronischen Schmerzen in den unteren Extremitäten
- vorzeitiger Michzahnverlust (mit intakter Wurzel), Karies
- gastrointestinale Probleme (mangelnder Appetit, Übelkeit usw.)

Adult

- Osteomalazie, Chondrokalzinose, Osteoarthropathie
- niedrige Knochendichte, sekundäre Osteoporose
- Stress- und Emüdungsfrakturen in allen Altersgruppen
- verzögerte Frakturheilung
- in der Kindheit of milde "Rachitis"
- Arthralgien/Arthritis, chronische entzündliche muskuloskelettale Beschwerden
- Myopathie, Schmerzsyndrom
- plötzlicher Zahnverlust in der 5./6. Lebensdekade
- Nierenfunktionsstörung, Nephrokalzinose, Nierensteine
- Depression, Ängstlichkeit, sonstige neuropsychiatrische Auffälligkeiten

Odonto-HPP

- vorzeitiger Verlust von Milchzähnen/permanenten Zähnen
- Karies, abnorme Zahnform (Strukur, Farbe), Parodontose, Parodontitis
- verzögerter Zahndurchbruch
- keine assoziierten muskuloskelettalen Probleme

Tab. 7.1: HPP-Subtypen (abhängig vom Alter der ersten klinischen Zeichen/Symptome und vom Schweregrad der Erkrankung). Ausgeprägte Überlappungen bzw. fließende Übergänge der verschiedenen Subtypen sind möglich.

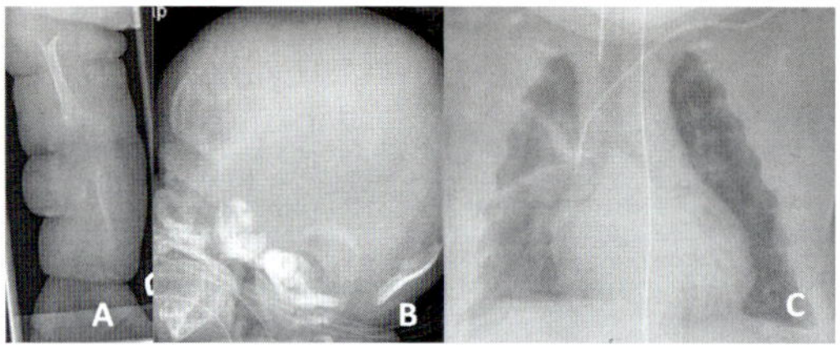

Abb. 7.2: Perinatale Form der HPP: **A** zeigt ein Röntgenbild des rechten Arms mit ausgeprägtem Mineralisierungsdefizit und nahezu fehlenden Unterarmknochen. **B** zeigt ein Röntgenbild des Schädels mit fast vollständig fehlender Schädelkalotte. **C** zeigt ein Thorax-Röntgenbild eines intubierten Patienten mit ausgeprägter Lungenhypoplasie, pulmonalen Infiltraten, Dystelektasen und ausgeprägter Mineralisierungsstörung des Thoraxskeletts.

Es existieren allerdings auch Fallbeschreibungen, bei denen sich pränatal sonographisch schwere Krankheitszeichen mit Verkrümmungen und Verkürzungen der Gliedmaßen oder ein Polyhydramnion zeigten, die sich jedoch bis zur Geburt teilweise von selbst korrigierten, so dass die Kinder überlebten. In Abgrenzung zu den letalen Verläufen werden solche Fälle als **milde/benigne pränatale HPP** bezeichnet (Mornet et al., 2014; Wenkert et al., 2011). Letztlich ist bei diesen Formen der Langzeitverlauf unklar. Evtl. handelt es sich um die frühe Manifestation einer milden HPP.

Die frühkindliche, **infantile Form** der HPP zeigt sich im Verlauf der ersten sechs Lebensmonate und ist ebenfalls mit relativ schweren Symptomen assoziiert (☞ Abb. 7.3). Die betroffenen Säuglinge zeigen in der Regel ausgeprägte Rachitis-ähnliche Zeichen, eine muskuläre Schwäche, eine prämature Kraniosynostose (z.T. mit mehreren betroffenen Nähten und einem sich entwickelnden erhöhten intrakraniellem Druck), Irritierbarkeit, cerebrale Krampfanfälle und Nephrokalzinose bei Hyperkalziurie. Häufig besteht eine erhebliche Ernährungsproblematik mit Trinkschwäche, Schluckstörungen und ausgeprägtem gastro-ösophagealem Reflux u.a.. Nicht selten resultieren rezidivierende bronchopulmonale Infektionen sowie eine ausgeprägte Wachstums- und Gedeihstörung mit der Notwendigkeit einer zumindest intermittierenden Sondenernährung (Magensonde, perkutane endoskopische Gastro-/Jejunostomie) und ggf. einer Atemunterstützung (CPAP), zusätzlichem nasalen Sauerstoffbedarf bzw. einer intermittierenden invasiven Beatmung. Auch hier ist die Prognose deutlich eingeschränkt und betroffene Säuglinge sterben häufig noch im ersten Lebensjahr (Leung et al., 2013; Whyte et al., 2019). Aufgrund des charakteristischen Krankheitsbildes und der schweren Ausprägung werden diese Formen in der Regel klinisch erkannt. Nicht selten besteht jedoch ein kontinuierlicher Übergang/Überlappung mit der kindlichen Form der HPP.

Die milderen Formen, insbesondere die **kindliche Form** der HPP bereiten oftmals differentialdiagnostische Schwierigkeiten in der Einschätzung (☞ Abb. 7.3). Die Kinder fallen meist nach dem er-

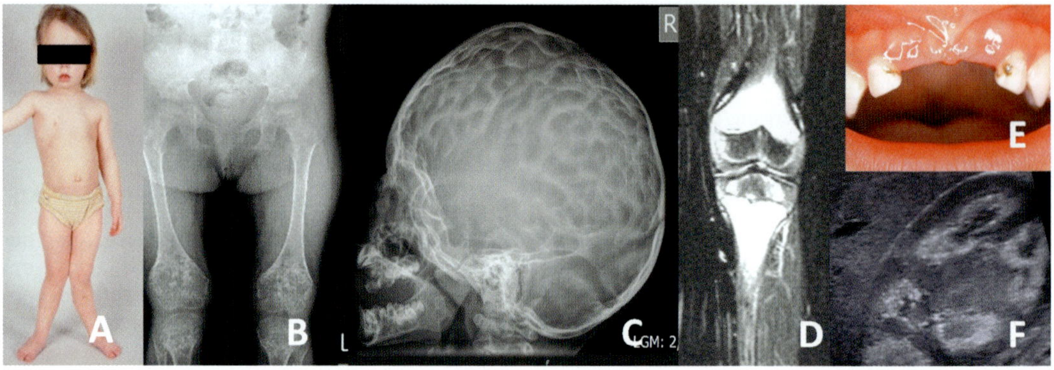

Abb. 7.3: Infantile und kindliche Formen der HPP: **A** zeigt ein Kleinkind mit Rachitis-ähnlichen Auffälligkeiten des Thorax, metaphysäre Auftreibungen, Genua valga und Kraniosynostose. **B** zeigt ein Röntgenbild des Beckens und Kniegelenke mit Deformierung und Mineralisierungsstörung, insbesondere metaphysär. **C** zeigt ein Schädel-Röntgenbild mit vermehrten Impressiones digitatae bei typischem Bild eines sog. Wolkenschädels bei Kraniosynostose. **D** zeigt ein MRT (TIRM-Sequenz) eines Kniegelenks mit hyperintensen ossären Veränderungen, v.a. in den Metaphysen. **E** zeigt den vorzeitig auftretenden Milchzahnausfall und Karies. **F** stellt eine ausgeprägte Nephrokalzinose dar.

sten Lebensjahr auf mit Kleinwuchs, Gedeih-/Wachstumsstörung und klinischen Zeichen der Rachitis. Häufig zeigen sie eine motorische Entwicklungsverzögerung, lernen verspätet Laufen und zeigen ein auffälliges Gangbild (Watschelgang) bei Muskelschwäche und chronischen Schmerzen in den unteren Extremitäten. Außerdem kommt es häufig zu vorzeitigem Milchzahnverlust mit typischerweise intakter Wurzel, Karies und es bestehen oftmals Appetitlosigkeit, Übelkeit und Verdauungsprobleme (Beck et al., 2009b; Hofmann et al., 2013a; Mornet et al., 2014; Rockman-Greenberg, 2013; Vogt et al., 2020; Bianchi et al., 2020; Szabo et al., 2019).

Die **adulte Form** wird im folgenden Kapitel näher charakterisiert. Die mild verlaufende **Odontohypophosphatasie** ist gekennzeichnet durch ein abnormes Schmelz-, Dentin- und Zementgerüst, eine vergrößerte Pulpa und vorzeitigen Verlust von Milchzähnen und/oder bleibenden Zähnen sowie ausgeprägte Karies. In der Regel besteht keine unmittelbar erkennbare Assoziation zu knöchernen Defekten des Skelettsystems.

7.2. Diagnostik

7.2.1. Diagnosestellung

Die Diagnosestellung erfolgt auf der Grundlage der oben genannten klinischen Symptome mit Hilfe von laborchemischen Analysen, genetischer Testung und ggf. radiologischer Bildgebung (☞ Tab. 7.2). Klassischerweise findet sich neben den typischen klinischen Symptomen (☞ Tab. 7.1) eine Erniedrigung der AP Aktivität im Serum unter den altersentsprechenden Normwert (Beck et al., 2009b; Hofmann et al., 2013a; Mornet et al., 2014; Rockman-Greenberg, 2013; Whyte et al., 2019; Vogt et al., 2020; Bianchi et al., 2020). Mit entsprechender klinischer Erfahrung ist bereits dann eine Diagnosestellung möglich.

Weiterhin resultiert eine Akkumulation der TNAP-Substrate, so dass erhöhte Werte für PLP im Serum und PEA im Urin nachgewiesen werden können, was die Diagnose zusätzlich unterstützen kann. Ggf. finden sich auch Veränderungen von Kalzium und Phosphat in Serum und Urin. Häufig findet sich ein leicht erniedrigtes Parathormon bzw. 25-OH-Vitamin D3. Eine Sequenzierung des ALPL-Gens erlaubt eine genaue Analyse vorhandener Mutationen und erscheint insbesondere bei klinischen und laborchemischen Unsicherheiten im Rahmen der Diagnosestellung oder zur Pränataldiagnostik bei von schweren Formen betroffenen Familien gerechtfertigt. Eine genetische Beratung der Familie sollte auf jeden Fall bereits vor einer Analyse erfolgen.

Insbesondere bei Frakturverdacht ist der Goldstandard die konventionelle Röntgenaufnahme. Weitere Indikationen zur Durchführung konventioneller Röntgendiagnostik bei der HPP stellen u.a. der Verdacht auf das Vorliegen einer Skoliose, einer Kraniosynostose mit V.a. erhöhten intrakraniellen Druck aber auch pulmonale Probleme (Pneumonie, respiratorisches Versagen etc.) dar.

Mögliche Auffälligkeiten sind in Tab. 7.2 aufgelistet. Aus Sicht der Autoren sind repetitive Röntgenaufnahmen ohne gezielte Fragestellung und therapeutische Konsequenz zu vermeiden (Expertenmeinung). Zur Diagnosestellung und Einschätzung des Schweregrads bei milderen pädiatrischen Formen (milde infantile oder kindliche Form) kann die Anfertigung gezielter Röntgenaufnahmen hilfreich sein. Hier empfiehlt sich beispielsweise: Thorax a.p., Hand dorsovolar links (Carpogramm), Knie a.p.. Alle Rachitis-ähnlichen radiologischen Auffälligkeiten sind nicht spezifisch für die Diagnose HPP (Thacher et al., 2000).

Bereits initial bei Diagnosestellung ist die Durchführung einer Nierensonographie z.A. einer Nephrokalzinose inklusive basaler nephrologischer Diagnostik zur Einschätzung der Nierenfunktion (Retentionsparameter im Serum, Urinanalyse) indiziert.

Bei klinischem Verdacht auf ein akutes inflammatorisches Geschehen in Muskulatur, periartikulärem Weichteilgewebe sowie im Knochen ist die Durchführung einer Magnetresonanztomographie (MRT) ggf. mit Kontrastmittelgabe indiziert. Auch bei Verdacht auf das Vorliegen einer Kraniosynostose, eines Hydrocephalus, einer Syringomyelie oder einer Chiari II Malformation ist die Durchführung einer kraniellen und spinalen MRT hilfreich. Eine kranielle Computertomographie ist aus Sicht der Autoren insbesondere unter Strahlenschutzaspekten heute obsolet.

Weiterhin ist bei Vorliegen einer Kraniosynostose eine augenärztliche (Ausschluss Stauungspapille) und neurologische Untersuchung sowie eine Sonographie der Schädelnähte indiziert. Zum Aus-

• Typische klinische Zeichen/Symptome (☞ Tab. 7.1)	
• Laborchemische Testung:	
vermindert:	AP-Aktivität im Serum (37C, IFCC Methode) - Säuglinge 110-590 IU/l - Kleinkinder 110-550 IU/l - Schulkinder 130-700 IU/l - Frauen 55-147 IU/l - Männer 62-176 IU/l TNAP in Leukozyten: 2-18 nmol/min mg Protein
erhöht:	PLP im Plasma: 5-30 ng/ml PEA im Serum/Plasma: 0-60 µmol/l PEA/Kreatinin im Urin: 9-25 mmol/mol Creatinin
evtl. Auffälligkeiten:	Kalzium und Phosphat (erhöht in Serum und Urin) PTH, 25- OH- Vitamin D (erniedrigt in Serum und Urin) Zink/Magnesium erniedrigt Nierenfunktionstests
• Genetische Testung/Beratung von Indexpatient/Familie	
(http://www.sesep.uvsq.fr/03_hypo-mutations.php, www.hpp-ev.de, www.hypophosphatasie.net, www.hypophosphatasie.medizin.uni-wuerzburg.de)	
• Radiologische Bildgebung:	
Röntgen:	Mineralisierungsstörung/Osteopenie Becherartige metaphysäre Auftreibungen Verbiegungen der langen Röhrenknochen Auftreibungen/Irregularitäten der Wachstumsfugen Auftreibungen der Knorpel-Knochen-Übergänge Osteolytische neben osteosklerotischen Arealen Bowdler-Sporn Frakturen/Pseudofrakturen, Looser Umbauzonen Chondrokalzinose Skoliose Schädelnahtverknöcherungen, ggf. mit Hirndruckzeichen
MRT Kopf und spinal:	Kleinhirntonsillentiefstand, Kraniosynostosen, Syringomyelie
Ganzkörper-MRT:	chronische inflammatorische Veränderungen, frühzeitige Veränderungen der Knochenstruktur
Sonographie der Nieren:	Nephrokalzinose, Nierensteine
Evtl. Auffälligkeiten in pQCT/DEXA	
• Zahnmedizinische/parodontologische Untersuchung	
• Neurologische/entwicklungsneurologische Untersuchung	
• Ophthalmoskopische Untersuchung: ektope Verkalkungen, Stauungspapille	
• Ggf. ergänzende Diagnostik abhängig von klinischer Präsentation	

Tab. 7.2: Diagnostik – Auffälligkeiten bei HPP. Bei den angegebenen Normwerten handelt es sich um Referenzbereiche der Labore der Autoren. Ggf. existieren Abweichungen in Abhängigkeit von Alter, Geschlecht und Laborbedingungen.

schluss eines erhöhten intrakraniellen Drucks, kann eine Lumbalpunktion mit Liquordruckmessung bei ggf. sediertem Kind von Bedeutung sein. Eine zahnmedizinische/parodontologische Untersuchung sollte bei allen Kindern initial bzw. im Verlauf erfolgen. Symptome, die die Zähne und den Zahnhalteapparat betreffen, können isoliert aber auch bei allen anderen Formen der HPP auftreten und sind damit ein genereller, nicht zu vernachlässigender Aspekt bei der HPP. Weiterhin sind je nach klinischer Symptomatik ergänzende Untersuchungen sinnvoll: EEG (bei cerebralen Krampfanfällen), Sonographie des Kopfes (neurologische Auffälligkeiten) bzw. des Bewegungsapparats (Myopathie, Arthritis/Inflammation), Liquordiagnostik (ggf. Neurotransmitteranalysen bei neurologischen Auffälligkeiten), Lungenfunktion (bei V.a. restriktive, obstruktive Ventilationsstörung), Tracheo-/Bronchoskopie (pulmonale Probleme, Erregerdiagnostik), kardiale Diagnostik (z.A. Rechtsherzinsuffizienz, pulmonaler Hypertonus) u.a.

Da es sich bei der HPP um eine genetische Erkrankung handelt, sollte stets auch eine gezielte Familienanamnese erfolgen bzw. die entsprechende Diagnostik und Beratung bei weiteren potentiell betroffenen Familienmitgliedern (Eltern, Geschwister) initiiert und der Kontakt zur Selbsthilfeorganisation angeboten werden.

Differentialdiagnostisch sind abhängig vom Manifestationsalter und der entsprechenden klinischen Symptomatik u.a. abzugrenzen: Skelettdysplasien wie Osteogenesis imperfecta, Achondroplasie, Vitamin D-Mangel, Formen der Rachitis aber auch Osteoporose, Parodontose, Knochentumoren (z.B. Osteosarkom), Schmerzsyndrome, kindliches Rheuma, Zink-Mangel, Skorbut, um nur einzelne herauszugreifen.

7.2.2. Diagnostik im Verlauf

Nach Diagnosestellung ist eine Anbindung der Familie an ein mit HPP-Patienten erfahrenes multidisziplinäres Zentrum sinnvoll. Im Rahmen der interdisziplinären Betreuung scheinen regelmäßige klinische (pädiatrisch, ophthalmologisch, zahnmedizinisch, orthopädisch-chirurgisch, neurochirurgisch), laborchemische (insbesondere Kalzium, Phosphat, Nierenfunktionsdiagnostik) und apparative (Sonographie Nieren, ggf. Röntgen oder MRT) Untersuchungen zur Verlaufsbeurteilung sinnvoll. Ebenso sollte eine gezielte Testung zur Erfassung der motorischen, muskulären und entwicklungsneurologischen Defizite unter Einbezug eines mit pädiatrischen Patienten erfahrenen Physiotherapeuten/-in erfolgen, um ggf. frühzeitig erforderliche Fördermaßnahmen (Ergotherapie, Physiotherapie, Orthesenversorgung, orofaziale Therapie, Logopädie etc.) einleiten zu können. Weiterhin erscheint eine regelmäßige Ernährungsanamnese bzw. -beratung durch eine erfahrene Diätassistentin sowie die Überwachung von Wachstum und Gedeihen gerade bei schwer betroffenen Säuglingen und Kleinkindern von großer Bedeutung.

Insgesamt ist die Häufigkeit der klinischen und diagnostischen Verlaufskontrollen v.a. vom Schweregrad der Erkrankung bzw. den auftretenden Symptomen abhängig und individuell anzupassen. Jedoch auch bei milden kindlichen Formen erscheint den Autoren eine halbjährliche oder zumindest jährliche ärztliche Vorstellung (im erfahrenen Zentrum) zur Verlaufsbeurteilung sinnvoll.

7.2.3. Exkurs – Radiologische Diagnostik

Altersspektrum, Multifokalität, Variabilität und Chronizität machen die HPP zu einer **Herausforderung für die Bildgebung**. Die Seltenheit der HPP, die zahlreichen differentialdiagnostischen Alternativen – teils mit schwerwiegenden Folgen (DD maligner Tumor, damit Notwendigkeit einer Biopsie) – sind zusätzliche Erschwernisse. Die Aufgabenstellung an die Bildgebung ist mehrfach. Die folgenden Kriterien sind stichpunktartig mit aufsteigender Komplexität angeordnet: Diagnosestellung, Ausschluss weiterer Differentialdiagnosen, Erfassung des Therapieerfolges, dabei Separierung Läsionswandel im natürlichen Verlauf (nicht Medikamenten-getriggert) versus durch Therapie (Medikamenten-getriggert), und zuletzt Prognosevorhersage.

Die konventionelle Röntgendiagnostik und die Sonographie sind die am häufigsten **eingesetzten Bildgebungsmethoden** (Hofmann et al., 2013b). Erstere zum Erfassen der skeletalen Veränderungen, letztere zur Erfassung einer möglichen Nephrokalzinose (Ablagerungen). Die Computertomographie hat keinen festen Stellenwert in der HPP-Bildgebung. Für die MR-Tomographie

(MRT) zeigen Fallberichte einen additiven Wert (Beck et al., 2010).

Welche Kriterien erlauben nun eine (**Erst**)-**Diagnose** einer HPP auf **Röntgenbildern**? Entsprechend Literaturangaben (Hofmann et al., 2013; Beck et al., 2009; Mornet, 2007) und der Auswertung eigener Aufnahmen von insbesondere infantilen und kindlichen Formen der HPP (Dissertation M. Rott) sind in über 50 % der Bilder Veränderungen des Schädels (Impressiones digitatae und Mineralisationsveränderungen), des Thorax (Auftreibungen der Rippen insbesondere der Knorpel/Knochenübergänge) und der Metaphysen (lange Röhrenknochen der unteren Extremität) zu sehen. In bis zu einem Drittel der Fälle kommen Kraniosynosten (v.a. Sagittalnaht), Rachitiszeichen (Thorax – bis hin zu Rippenverbiegungen – und Röhrenknochen), Mineralisationsunterschiede (Epi/Meta und Meta/Diaphyse) und eine verzögerte Knochenreifung (Knochenalter retardiert) vor. Für die **Verlaufskontrolle** ist zu klären, inwieweit radiologische Veränderungen mit Veränderungen der Klinik und Laborparametern korrelieren. Entsprechend der Literatur und eigenen Beobachtungen sind HPP-Verläufe ausgesprochen heterogen. Zudem konnte in einer eigenen Fallstudie (Dissertation M. Rott) keine Korrelation zwischen AP-Werten und Ausmaß/Veränderungen der Läsionen auf Röntgenbildern nachgewiesen werden. Das heißt, Veränderungen im Röntgen sind als eigenständige Kriterien zu betrachten.

Inflammatorische Prozesse spielen bei der Pathogenese der HPP eine entscheidende Rolle (Beck et al., 2009a). Die **MRT** erlaubt sowohl mittels intrinsischen Kontrasten (Wasser/Ödembildgebung = T2-fatsat) wie extrinsischen Kontrasten (Gadolinium-haltige MR-Kontrastmittel = T1 post KM-fatsat) eine exzellente Darstellung von Entzündungsprozessen. Es ist daher zu erwarten, dass der Einsatz der MRT zu einer signifikanten Verbesserung der Aussagekraft der Bildgebung führen wird. Vorteile sind hohe Sensitivität und fehlende Strahlenexposition (gerade bei repetitiven Untersuchungen wichtig), Nachteile sind Untersuchungsdauer und Verfügbarkeit. Einzelberichte zeigen die Überlegenheit der MRT im Vergleich zum Röntgen zum Läsionsnachweis. Abzuwägen ist die Notwendigkeit einer Sedierung bei MR-Untersuchungen kleiner Kinder. Hier kann die Szintigraphie eine Alternative sein. Angesichts der eingangs beschriebenen Komplexität der Erkrankung (v.a. variable Multifokalität und Chronizität) erscheint dabei der Einsatz der Ganzkörper-MRT (GK-MRT) vielversprechend (Beck et al., 2010). Von Bedeutung in diesem Zusammenhang ist, dass eine chronische nicht-bakterielle Knochenentzündung, das Krankheitsbild der CNO/CRMO in der MRT-Bildgebung ein HPP-ähnliches Bild (und umgekehrt) aufweisen kann.

Die Kernaussagen zur Bildgebung sind in Tab. 7.3 zusammengefasst.

Bildgebung allgemein
• Zur Diagnosestellung relevant, aber nicht pathognomonisch • In der Verlaufsbeurteilung additiv, aber teils ohne Korrelation zu Laborwerten • Insbesondere fehlende Spezifität Herausforderung (z.B. DD zu CNO/CRMO)
Röntgen
• Wichtigste Regionen: Schädel, Thorax, Knie • Wichtigste Kriterien: Synostosen, Impressiones digitatae, Rippenbreite, metaphysär Bowdler • Verlaufskontrollen: Aussagekraft Röntgen derzeit offen (RÖ ≠ Klinik)
MRT
• Hinweise auf additiven Wert (im Vgl. zu Röntgen) → Inflammationsmarker • Nativ (stark T2-gew. Aufnahmen) vermutlich ausreichend • Ganzkörper-MRT vielversprechend
Weitere BG-Verfahren
• Sonografie: Nephrokalzinose (B-Bild ausreichend) • DEXA: Knochendichte (ggf. qCT) • CT: obsolet

Tab. 7.3: Diagnostische Bildgebung bei V.a. HPP.

7.2.4. Exkurs – Differentialdiagnose, Muskel-/funktionelles Assessment

Differentialdiagnostisch muss das gesamte Spektrum der Skelettdysplasien bedacht werden. Hierbei ist grundsätzlich zwischen Erkrankungen zu unterscheiden, bei denen vorwiegend die Synthese gestört ist (z.B. Osteogenesis imperfecta, Achondroplasie), und Erkrankungen, bei denen überwiegend die Mineralisation gestört ist (Rachitis, Phosphatdiabetes). Diese Unterscheidung ist wichtig, da sich hieraus unterschiedliche Therapieansätze ableiten, obwohl die Symptome der Erkrankungen ähnlich sein können. Bei allen Erkrankungen kann es zu einem Kleinwuchs kommen und es können Achsdeviationen der unteren Extremität auftreten.

Aus dem Bereich der Synthesestörungen ist die Osteogenesis imperfecta (OI) die häufigste Erkrankung, bei der in den meisten Fällen die Synthese von Kollagen Typ 1 gestört ist. Bei dieser genetisch bedingten Knochendysplasie wird zu wenig Knochenmasse gebildet und es kommt dadurch zu pathologischen Frakturen und einem Kleinwuchs. Weitere Symptome können z.T. schon intrauterin sichtbare Verkürzungen und Deformierungen der Röhrenknochen sowie eine sich entwickelnde Skoliose sein (Wirth, 2012). Da es sich bei der Kollagensynthesestörung um eine Multiorganerkrankung handelt, sind die Patienten auch von extraskelettalen Symptomen, wie einer Hypermobilität der Gelenke oder einer Muskelhypotonie betroffen (Rauch and Glorieux, 2004). Einige Patienten weisen auch eine Zahnbeteiligung im Sinne einer Dentinogenesis imperfecta auf, die mit ausgeprägter Kariesbildung und u.U. auch mit einem frühzeitigen Verlust der Milchzähne verbunden sein kann. Die genetische Diagnostik der Erkrankung ist inzwischen sehr komplex geworden, da nur ca. 85 % der OI-Betroffenen eine ursächliche dominante Mutation in den Genen COL1A1 und COL1A2 aufweisen und es eine Vielzahl weiterer Gene gibt, die bei den übrigen Patienten zu dem klinischen Bild einer OI führen (Semler et al., 2012; Semler et al., 2020). Therapeutisch ist es bei allen diesen Patienten notwendig, sie in einem interdisziplinären Team zu behandeln. Hierbei steht die medikamentöse Therapie mit intravenösen Bisphosphonaten gerade im Kindes und Jugendalter im Vordergrund und wird durch physiotherapeutische Maßnahmen und orthopädische Behandlungen (Frakturversorgung und Begradigungen der Röhrenknochen) unterstützt. Die medikamentöse Behandlung mit Bisphosphonaten hat sich in den vergangenen 15 Jahren zur Behandlung der OI im Kindesalter etabliert und konnte inzwischen auf ein patientenfreundliches Regime mit einer Behandlung alle 2-3 Monate umgestellt werden (Glorieux et al., 1998; Semler et al., 2011). Besonders bei schwer betroffenen Patienten hat sich eine intravenöse Behandlung bewährt, da eine orale Therapie nicht vergleichbar effektiv ist (Bishop et al., 2013). Bei der Behandlung mit Bisphosphonaten muss beachtet werden, dass diese neben der gewünschten Hemmung der Osteoklastentätigkeit auch zu einem Anstieg von anorganischem Pyrophosphat führt. Dies hat einen geringen negativen Effekt auf die Mineralisierung des Knochens. Diese Nebenwirkung scheint aber bei der OI keine klinische Relevanz zu haben. Allerdings muss die Diagnose der OI sicher sein, damit nicht fälschlicherweise Patienten mit einer Mineralisierungsstörung (z.B. Rachitis, HPP) so behandelt werden. Besonders bei Patienten mit einer HPP, die eine Störung der Mineralisierung der Knochen haben, ist eine Behandlung mit Bisphosphonaten kontraindiziert. Bei Knochensynthesestörungen, aber auch bei Mineralisierungsstörungen die mit einer Immobilität verbunden sind, ist ein wichtiger Baustein eine Kräftigung der Muskulatur. Durch eine regelmäßige Physiotherapie und einen entsprechenden Stimulus kommt es zu einer Aktivierung der Osteoblasten und somit zu einem Aufbau von Knochensubstanz. Dieser kann sowohl zu einer Zunahme der Knochenstabilität führen als auch das Längenwachstum fördern.

Eine weitere wichtige Differentialdiagnose bei rezidivierenden Frakturen ist insbesondere bei chronisch kranken Kindern mit reduzierter Mobilität die Immobilitätsosteoporose. Hier ist der Stimulus der Muskulatur reduziert und es kommt zu einem verringerten Knochenaufbau. Der produzierte Knochen ist in seiner Struktur und Mineralisierung meist unauffällig. Therapeutisch steht bei dieser Form der reduzierten Knochenstabilität die Aktivierung der Muskulatur im Vordergrund. Hierbei ist zu betonen, dass bereits die Immobilität alleine, unabhängig von der Grunderkrankung, dazu führt, dass Muskulatur abgebaut wird. Dadurch fehlt der osteoanabole Stimulus und es entwickelt sich eine sekundäre Osteoporose. Diese sollte u.a. durch ein Muskeltraining/Physiotherapie unabhängig von der ursächlichen Erkrankung behandelt werden.

Alle hier erwähnten Knochenerkrankungen sind im Kindes- und Jugendalter seltene Erkrankungen und sollten in entsprechend spezialisierten Zen-

	25-OH Vitamin D3	AP	Calcium	Phosphat	PTH
Rachitis	erniedrigt	erhöht	normal/evtl. erniedrigt	normal	erhöht
Vitamin D-Mangel	erniedrigt	normal	normal	normal	erhöht/normal
Phosphatdiabetes	normal	erhöht	normal	erniedrigt	normal
Hypophosphatasie	normal/evtl. erniedrigt	erniedrigt	normal/evtl. erhöht	normal/evtl. erhöht	normal/evtl. erniedrigt
Osteogenesis imperfecta	normal	erhöht	normal	normal	normal
Achondroplasie	normal	normal	normal	normal	normal
Immobilitätsosteoporose	normal	normal	normal	normal	normal

Tab. 7.4: Laborparameter zur Differentialdiagnostik von Skeletterkrankungen.

tren betreut werden. Differentialdiagnostisch ist bei rezidivierenden Frakturen auch immer eine Kindesmisshandlung mit in Betracht zu ziehen und ggf. sind entsprechende Untersuchungen (Augenhintergrund etc.) zu initiieren. Die wichtigsten Laborparameter zur Differenzierung sind in Tab. 7.4 dargestellt.

Unabhängig von der Ursache der Knochenerkrankung und den therapeutischen Maßnahmen haben alle Therapien das Ziel, den Patienten zu einem größtmöglichen Maß an Mobilität und Selbständigkeit zu verhelfen. Deshalb ist es wichtig, diese Ziele in der Beurteilung therapeutischer Maßnahmen zu berücksichtigen. Da es für seltene Erkrankungen wie die HPP keine validen Messmethoden für die Lebensqualität gibt, sollten alternativ physiotherapeutische und mechanographische Methoden verwendet werden, um die therapeutischen Effekte zu quantifizieren. Als semiquantitative physiotherapeutische Verfahren zur Beurteilung motorischer Funktionen eigenen sich z.B. das "*Brief Assessment of Motor function*" oder der "*Gross motor function measurement test*" (Cintas et al., 2003; Russell et al., 1989). In Abhängigkeit vom Niveau der motorischen Funktionen kann auch ein 1-Minuten oder 6-Minuten Gehstreckentest oder ein "*Chair-rising-Test*" verwendet werden, um ein objektiveres Bild der motorischen Funktionen der Betroffenen zu erhalten. Alternativ können mechanographische Methoden, wie die Messung der Bodenreaktionskraft oder eine Ganganalyse verwendet werden, um motorische Funktionen zu erfassen (Fricke et al., 2006; Veilleux et al., 2011). Die meisten dieser Methoden sind für Kinder mit seltenen skelettalen Erkrankungen nicht validiert und es liegen kaum Referenzwerte vor. Allerdings sind diese Methoden trotzdem geeignet, um einen intraindividuellen Verlauf unter einer Therapie zu quantifizieren oder auch um den natürlichen Verlauf der Erkrankung zu beschreiben. Bei allen Erkrankungen sollte versucht werden, diese Aspekte mit in die Routine-Verlaufskontrollen zu integrieren, da sie neben Labor- und Röntgenuntersuchungen wichtige Hinweise über den Krankheitsverlauf liefern und zukünftig vermutlich immer wichtiger werden, um auch aufwendige Therapien individuell vor dem zunehmenden ökonomischen Druck im Gesundheitssystem zu rechtfertigen.

7.3. Literatur

Beck, C., Morbach, H., Richl, P., Stenzel, M., and Girschick, H.J. (2009a). How can calcium pyrophosphate crystals induce inflammation in hypophosphatasia or chronic inflammatory joint diseases? Rheumatol Int *29*, 229-238.

Beck, C., Morbach, H., Stenzel, M., Schneider, P., Collmann, H., Girschick, G., and Girschick, H.J. (2009b). [Hypophosphatasia]. Klin Padiatr *221*, 219-226.

Bianchi, M.L., Bishop, N.J., Guañabens, N., Hofmann, C., Jakob, F., Roux, C., and Zillikens, M.C. (2020). Hypophosphatasia in adolescents and adults: overview of diagnosis and treatment. Osteoporos Int *31*, 1445-1460.

Bishop, N., Adami, S., Ahmed, S.F., Anton, J., Arundel, P., Burren, C.P., Devogelaer, J.P., Hangartner, T., Hosszu, E., Lane, J.M., *et al.* (2013). Risedronate in children with osteogenesis imperfecta: a randomised, double-blind, placebo-controlled trial. Lancet *382*, 1424-1432.

Brun-Heath, I., Chabrol, E., Fox, M., Drexler, K., Petit, C., Taillandier, A., De Mazancourt, P., Serre, J.L., and Mornet, E. (2008). A case of lethal hypophosphatasia providing new insights into the perinatal benign form of hypophosphatasia and expression of the ALPL gene. Clin Genet *73*, 245-250.

Cintas, H.L., Siegel, K.L., Furst, G.P., and Gerber, L.H. (2003). Brief assessment of motor function: reliability and concurrent validity of the Gross Motor Scale. Am J Phys Med Rehabil *82*, 33-41.

Collmann, H., Mornet, E., Gattenlohner, S., Beck, C., and Girschick, H. (2009). Neurosurgical aspects of childhood hypophosphatasia. Childs Nerv Syst *25*, 217-223.

Fauvert, D., Brun-Heath, I., Lia-Baldini, A.S., Bellazi, L., Taillandier, A., Serre, J.L., de Mazancourt, P., and Mornet, E. (2009). Mild forms of hypophosphatasia mostly result from dominant negative effect of severe alleles or from compound heterozygosity for severe and moderate alleles. BMC Med Genet *10*, 51.

Fricke, O., Weidler, J., Tutlewski, B., and Schoenau, E. (2006). Mechanography—a new device for the assessment of muscle function in pediatrics. Pediatr Res *59*, 46-49.

Girschick, H.J., Schneider, P., Haubitz, I., Hiort, O., Collmann, H., Beer, M., Shin, Y.S., and Seyberth, H.W. (2006). Effective NSAID treatment indicates that hyperprostaglandinism is affecting the clinical severity of childhood hypophosphatasia. Orphanet J Rare Dis *1*, 24.

Girschick, H.J., Seyberth, H.W., and Huppertz, H.I. (1999). Treatment of childhood hypophosphatasia with nonsteroidal antiinflammatory drugs. Bone *25*, 603-607.

Glorieux, F.H., Bishop, N.J., Plotkin, H., Chabot, G., Lanoue, G., and Travers, R. (1998). Cyclic administration of pamidronate in children with severe osteogenesis imperfecta. N Engl J Med *339*, 947-952.

Hofmann, C., Girschick, H., Mentrup, B., Graser, S., Seefried, S., Liese, J., and Jakob, F. (2013a). Clinical aspects of hypophosphatasia: an update. Clin Rev Bone Miner Metab.

Hofmann, C., Girschick, H., Mornet, E., Schneider, D., Jakob, F., and Mentrup, B. (2014). Unexpected high intrafamilial phenotypic variability observed in hypophosphatasia. Eur J Hum Genet.

Hofmann, C., Girschick, H.J., Mentrup, B., Graser, S., Seefried, L., Liese, J., and Jakob, F. (2013b). Clinical aspects of hypophsophatasia:an update. Clinic Rev Bone Miner Metab *11*, 60-70.

Hofmann, C., Liese, J., Schwarz, T., Kunzmann, S., Wirbelauer, J., Nowak, J., Hamann, J., Girschick, H., Graser, S., Dietz, K., *et al.* (2013c). Compound heterozygosity of two functional null mutations in the ALPL gene associated with deleterious neurological outcome in an infant with hypophosphatasia. Bone *55*, 150-157.

Leung, E.C., Mhanni, A.A., Reed, M., Whyte, M.P., Landy, H., and Greenberg, C.R. (2013). Outcome of Perinatal Hypophosphatasia in Manitoba Mennonites: A Retrospective Cohort Analysis. JIMD Rep.

Mentrup, B., Marschall, C., Barvencik, F., Amling, M., Plendl, H., Jakob, F., and Beck, C. (2011). Functional characterization of a novel mutation localized in the start codon of the tissue-nonspecific alkaline phosphatase gene. Bone *48*, 1401-1408.

Mornet, E. (2007). Hypophosphatasia. Orphanet J Rare Dis *2*, 40.

Mornet, E., Hofmann, C., Bloch-Zupan, A., Girschick, H., and Le Merrer, M. (2013). Clinical utility gene card for: Hypophosphatasia - update 2013. Eur J Hum Genet.

Mornet, E., Hofmann, C., Bloch-Zupan, A., Girschick, H., and Le Merrer, M. (2014). Clinical utility gene card for: hypophosphatasia - update 2013. Eur J Hum Genet *22*.

Rathbun, J.C. (1948). Hypophosphatasia; a new developmental anomaly. Am J Dis Child *75*, 822-831.

Rauch, F., and Glorieux, F.H. (2004). Osteogenesis imperfecta. Lancet *363*, 1377-1385.

Rockman-Greenberg, C. (2013). Hypophosphatasia. Pediatric endocrinology reviews : PER *10 Suppl 2*, 380-388.

Rodriguez, E., Bober, M.B., Davey, L., Zamora, A., Li Puma, A.B., Chidekel, A., and Shaffer, T.H. (2012). Respiratory mechanics in an infant with perinatal lethal hypophosphatasia treated with human recombinant enzyme replacement therapy. Pediatr Pulmonol *47*, 917-922.

Russell, D.J., Rosenbaum, P.L., Cadman, D.T., Gowland, C., Hardy, S., and Jarvis, S. (1989). The gross motor function measure: a means to evaluate the effects of physical therapy. Dev Med Child Neurol *31*, 341-352.

Semler, O., Beccard, R., Palmisano, D., Demant, A., Fricke, O., Schoenau, E., and Koerber, F. (2011). Reshaping of vertebrae during treatment with neridronate or pamidronate in children with osteogenesis imperfecta. Horm Res Paediatr *76*, 321-327.

Semler, O., Hoyer-Kuhn, H., and Netzer, C. (2012). Osteogenesis imperfecta. Medizinische Genetik *4*, 297-309.

Semler, O., Kornak, U., Oheim, R., Seefried. L. (2020). Genetische Ursachen und Therapie der Osteogenesis imperfecta. Osteologie *29*, 302-310.

Szabo, S.M., Tomazos, I.C., Petryk, A., Powell, L.C., Donato, B.M.K., Zarate, Y.A., Tiulpakov, A., and Martos-Moreno, G.Á. (2019). Frequency and age at occurrence of clinical manifestations of disease in patients with hypophosphatasia: a systematic literature review. Orphanet J Rare Dis. *14(1)*, 85.

Thacher, T.D., Fischer, P.R., Pettifor, J.M., Lawson, J.O., Manaster, B.J., and Reading, J.C. (2000). Radiographic scoring method for the assessment of the severity of nutritional rickets. J Trop Pediatr *46*, 132-139.

Veilleux, L.N., Robert, M., Ballaz, L., Lemay, M., and Rauch, F. (2011). Gait analysis using a force-measuring gangway: Intrasession repeatability in healthy adults. J Musculoskelet Neuronal Interact *11*, 27-33.

Vogt, M., Girschick, H., Schweitzer, T., Benoit, C., Holl-Wieden, A., Seefried, L., Jakob, F., and Hofmann, C. (2020). Pediatric hypophosphatasia: lessons learned from a retrospective single-center chart review of 50 children. Orphanet J Rare Dis *15(1)*, 212.

Wenkert, D., McAlister, W.H., Coburn, S.P., Zerega, J.A., Ryan, L.M., Ericson, K.L., Hersh, J.H., Mumm, S., and Whyte, M.P. (2011). Hypophosphatasia: nonlethal disease despite skeletal presentation in utero (17 new cases and literature review). J Bone Miner Res *26*, 2389-2398.

Whyte, M.P. (2016). Hypophosphatasia - aetiology, nosology, pathogenesis, diagnosis and treatment. Nat Rev Endocrinol *12*, 233-246.

Whyte, M.P., Leung, E., Wilcox, W.R., Liese, J., Argente, J., Martos-Moreno, G.Á., Reeves, A., Fujita, K.P., Moseley, S., and Hofmann, C. (2019). Natural History of Perinatal and Infantile Hypophosphatasia: A Retrospective Study. J Pediatr *209*, 116-124.e4.

Whyte, M.P., Rockman-Greenberg, C., Ozono, K., Riese, R., Moseley, S., Melian, A., Thompson, D.D., Bishop, N., and Hofmann, C. (2016). Asfotase Alfa Treatment Improves Survival for Perinatal and Infantile Hypophosphatasia. J Clin Endocrinol Metab *101*, 334-342.

Wirth, T. (2012). [Osteogenesis imperfecta]. Orthopade *41*, 773-782; quiz 783-774.

8. Klinik und Diagnostik – Erwachsene

Das Spektrum klinischer Symptome und Krankheitsmanifestationen bei erwachsenen Hypophosphatasie (HPP)-Patienten ist ausgesprochen breit und heterogen. Es reicht von teilweise nur vergleichsweise mild betroffenen, oligosymptomatischen Patienten bis hin zu Patienten mit schweren gesundheitlichen Einschränungen, insbesondere bei Langzeitüberlebenden einer bereits im frühen Säuglings- und Kleinkindesalter schwerwiegenden Krankheitssymptomatik. Gerade bei den Erwachsenen zeigt sich dabei aber auch die Schwierigkeit einer Klassifikation des Schweregrades der Erkrankung anahnd des Erstmanifestationsalters der Erkrankung, da in der Regel letztlich nicht in jedem Fall eindeutig zu klären ist, inwiefern retrospektiv berichtete, teilweise auch schwerwiegende Symptome im Kindesalter kausal mit der Erkrankung zusammenhingen und damit letztlich doch von einer perinatalen/infantilen/kindlichen Form auszugehen ist. Zudem kann sich auch bei Patienten mit Erstmanifestation im Erwachsenenalter ohne reproduzierbare Symptome im Kindesalter klinisch durchaus ein komplexes, schwerwiegendes Krankheitsbild entwickeln.

Es gibt dahingehend auch keine belastbaren Daten, die bei Erwachsenen eine belastbare Korrelation zwischen der im Serum zu messenden, residuellen AP-Aktivität und der Schwere der klinischen Manifestation erlauben würden. Erfahrungsgemäß findet man in diesem Punkt ein sehr heterogenes Spektrum von Patienten mit nur grenzwertig bzw. leicht erniedrigten AP-Werten bei gleichzeitig deutlichem Leidensdruck bis hin zu nahezu asymptomatischen Patienten mit gleichzeitig sehr niedrigen, teilweise nur einstelligen AP-Werten. Zwar haben diese Patienten mit klinisch schon im Kindesalter auffälliger Symptomatik und sehr niedriger AP-Restaktivität tendenziell häufiger auch skelettbezogene Probleme und Frakturen bzw. Pseudofrakturen, doch ist der subjektiv empfundene Leidensdruck bei den vermeintlich objektiv weniger schwer betroffenen Patienten gleichermaßen stark ausgeprägt (Seefried et al., 2020).

Auch der Genotyp erlaubt bei erwachsenen Patienten keine verlässlichen Rückschlüsse auf die Schwere der Symptomatik oder den zu erwartenden Verlauf. Grundsätzlich sind Patienten mit 2 Mutationen – sofern diese auf unterschiedlichen Allelen liegen und damit eine compound-heterozygote oder selten auch eine homozygote Konstellation vorliegt – in Bezug auf das Skelettsystem schwerer betroffen. Entsprechend finden sich in diesen Fällen auch häufiger bereits im Säuglings- und Kindesalter symptomatische und tendenziell schwerere Verläufe. Eine allgemeine Regel oder die Sicherheit, bei nur einer Mutation auch einen milden klinischen Verlauf vorzufinden lässt sich daraus allerdings nicht ableiten, zumal es unter anderem auf Grund des im Abschnitt Genetik ausführlicher beschriebenen dominant-negativen Effektes einzelner Mutationen auch bei nur einem betroffenen Allel zu einer substantiellen und klinisch relevanten Einschränkung der Enzymaktivität kommen kann (Fauvert et al., 2009). Dies ist umso bedeutsamer, als nach aktueller Datenlage davon auszugehen ist, dass die Zahl heterozygot Betroffener durchaus größer zu sein scheint als traditionell angenommen (Mornet et al., 2011; Mornet et al., 2020).

Klinisch nicht ungewöhnlich sind bei Erwachsenen Verläufe mit relevanten Beschwerden und Problemen insbesondere von Seiten des Bewegungsapparates oder auch der Zähne im Kindesalter, die dann im jungen Erwachsenenalter abklingen bzw. aufgrund der in dieser Lebensphase guten Kompensationsmechanismen nicht mehr als sehr einschränkend wahrgenommen werden. Später treten dann wieder unterschiedlich schwere, sich in der Regel mit fortschreitendem Alter eher progredient entwickelnde krankheitsassoziierte Symptome auf, die nicht notwendigerweise identisch sein müssen mit denen im Kindesalter.

8.1. Klinik

Typische Symptome, mit denen sich die Erkrankung im Erwachsenenalter oftmals manifestiert (unabhängig davon, ob bereits im Kindesalter Auffälligkeiten vorlagen), sind Beschwerden im Bereich des Bewegungsapparates, wobei sowohl der Knochen wie auch die Gelenke, die Muskulatur und die Sehnenansatzbereich betroffen sein können, typischerweise assoziiert mit entsprechenden Schmerzen und einer Einschränkung der Leistungsfähigkeit bzw. vermehrter und frühzeitiger

Erschöpfung bei körperlicher Belastung (McKiernan et al., 2014; Seefried et al., 2020).

In Anbetracht unserer Kenntnisse über die Bedeutung der AP für den Prozess der Skelettmineralisierung und vermutlich auch für die Knochenformation ist grundsätzlich nachvollziehbar, warum eine defiziente Funktion dieses Enzyms pathophysiologisch eine Störung des Knochenauf- und -umbaus und seiner Stabilität bedingt (Kaunitz and Yamaguchi, 2008). Teilweise berichten Patienten in diesem Zusammenhang über diffuse "Knochenschmerzen", ähnlich den Beschwerden bei einer Osteomalazie, ohne dass sich dieser Zusammenhang diagnostisch objektivieren lässt. Letztlich manifestiert sich die Knochenproblematik aber auch in einem erhöhten Risiko für Frakturen (Berkseth et al., 2013) bzw. sich entwickelnde Strukturstörungen im Sinne Looserscher Umbauzonen mit möglicherweise insuffizienter Reparatur von Mikrotraumatisierungen bis hin zu einer fokalen Demineralisierung mit Unterbrechungen der Kortikalis. Letztlich werden diese Veränderungen dann bei einer Bagetellverletzung symptomatisch und in der Folge entsprechend bildgebend diagnostiziert. Besonders häufig sind diese in der Regel eher diaphysären Frakturen im Bereich der Metatarsalia sowie speziell im Bereich des Femur. In letztgenannter Lokalisation ähneln die Frakturen morphologisch häufig dem, was in der Literatur unter dem Schlagwort sogenannter atypischer Femurfrakturen nach längerfristiger antiresorptiver Behandlung beschrieben wird. Im Umkehrschluss sollte man bei Patienten mit derartigen Frakturen differentialdiagnostisch auch an eine HPP denken und den AP-Wert kritisch prüfen (Coe et al., 1986; Doshi et al., 2009; Gagnon et al., 2010; Genest et al., 2018).

Derartige, für Erkrankungen mit gestörter Mineralisierung (im Gegensatz zur Osteoporose) nicht ungewöhnliche Frakturen finden sich bei HPP aber auch im diaphysären Bereich der anderen langen Röhrenknochen, wobei unter Berücksichtigung des komplexen Knochenphänotyps mit jenseits der gestörten Mineralisation auch kompromittiertem Remodeling auch metaphysäre und nicht zuletzt Wirbelkörperfrakturen vorkommen können (Barreto et al., 1996).

Die Looserschen Umbauzonen sind im konventionellen Röntgen gut erkennbar. Ggf. auftretende Frakturen zeigen dann nicht selten eine charakteristische Morphologie mit teilweise nahezu horizontal zur Schaftachse verlaufender Frakturlinie. Eine CT-Diagnostik ist nicht grundsätzlich erforderlich, kann aber im Einzelfall hilfreich sein für die präoperative Planung sowie insbesondere zur Beurteilung der Durchbauung bei den häufig verzögert verheilenden Frakturen mit konventionell-radiologisch nicht vorhandener Kallusreaktion.

Sehr häufig kommt es bei HPP-Patienten bereits bei verhältnismäßig geringen Belastungen zur Entstehung von Knochenmarködemen auf der Grundlage spongiöser Zerrüttungen im Sinne eines Bone bruise. Aufgrund der dabei noch intakten kortikalen Verhältnisse sind diese Veränderungen konventionell-radiologisch in der Regel nicht sicher erkennbar und allenfalls bei massiver Störung der Spongiosatextur und in Kenntnis der Konstellation zu erahnen, weshalb bei entsprechender klinischer Symptomatik mit Belastungs-/Druckschmerz umschriebener Skelettabschnitte großzügig die Indikation zum MRT gestellt werden sollte. Insbesondere betroffen davon sind vermutlich aufgrund der stärkeren mechanischen Belastung die unteren Extremitäten und hier wiederum die Füße. Bei versäumter Diagnostik mit fortgesetzter Belastung kommt es im Verlauf auch zu Insuffizienzfrakturen mit kortikaler Beteiligung. Wichtig ist zu bemerken, dass keineswegs alle Patienten mit einer Hypophosphatasie eine Frakturproblematik aufweisen und bei der Mehrheit der Patienten gerade mit genetisch heterozygoter Konstellation und laborchemisch tendenziell guter Restaktivität der AP andere Organmanifestationen klinisch im Vordergrund stehen.

Sehr häufig berichtet werden dabei insbesondere muskuläre Einschränkungen. Das Spektrum der entsprechenden Beschwerden reicht dabei von brennenden muskulären Schmerzen teilweise schon nach kurzer, geringer Betätigung, über eine rasche muskuläre Ermüdbarkeit bis hin zu muskulären Krämpfen und einer Neigung zu muskulären Verspannungen vor allem isometrisch belasteter Muskelabschnitte. Die Ursache dieser Beschwerden ist bislang unklar. Als Erklärungsmodelle denkbar sind einerseits inflammatorische Veränderungen in den Weichteilen und der Muskulatur durch einen vermehrten Anfall von Calcium-Pyrophosphatdihydrat (CPPD) Kristallen sowie über das NALP-Inflammasom infolge unzureichenden Abbaus energiereicher Nukleotid-Triphosphatverbindungen (v.a. ATP) (Beck et al., 2009). Dieser zuletzt genannte Mechanismus bedingt mit hoher Wahrscheinlichkeit auch eine Störung der für die Muskulatur wichtigen purinergen Signalübertragung (Zimmermann et al., 2012). Daneben sind ATP als Co-Transmitter und nach dessen Abbau Adenosin für die Feedback-Hemmung wesentlich an der Signalübertragung über die nikotinischen ACTH-Rezeptoren an der neuromuskulären Endoplatte beteiligt, d.h. eine Störung der Ektonuklease-Funktion könnte entsprechend auch Dysbalancen in diesem Bereich erklären (Burnstock et al., 2013). Eine darüber hinaus anhand der geschilderten klinischen Manifestation plausible Überlegung betrifft eine unzureichende Energiebereitstellung. So sind energiereiche ATP-Verbindungen zentraler Baustein der Energieversorgung des arbeitenden Muskels und funktionelle dahingehende Defizite bei gestörter Ektonuklease-Aktivität und Energiebereitstellung wären gut denkbar und in einem Tiermodell finden sich dahingehende Anhaltspunkte (Williams et al., 2018). Fundierte Studien im humanen Setting liegen dazu aber bislang nicht vor. Wichtig ist zu bemerken, dass die muskuläre Symptomatik im Krankheitsverlauf sehr unterschiedliche Ausprägungen annehmen kann und Patienten, die über lange Jahre körperlich leistungsfähig und belastbar waren, zu einem späteren Zeitpunkt ohne fassbaren Auslöser solche Symptome entwickeln können.

Wiederholt berichten Patienten über entzündlich imponierende Schmerzen im Bereich der knöchernen Sehnenansätze. In der Mehrzahl der Fälle lässt sich für eine solche Enthesitis kein bildmorphologisches Korrelat im Röntgen oder Ultraschall finden und es handelt sich um eine klinische Diagnose. Zur Ätiologie der Symptomatik ist denkbar, dass beispielsweise CPPD-Kristalle in makroskopisch nicht darstellbarer Menge Entzündungsvorgänge im Sinne einer Tendinitis calcarea induzieren. Fallweise, aber nicht obligatorisch, finden sich bei entsprechenden klinischen Beschwerden röntgenmorphologisch dazu korrespondierende Verkalkungen im Sehnenansatzbereich. Teilweise finden sich auch periartikuläre Weichteilverkalkungen außerhalb definierter Sehnenstrukturen. Nach den wenigen dazu vorhandenen Literaturdaten scheinen derartige Veränderungen bei HPP tatsächlich häufiger aufzutreten als in der Allgemeinbevölkerung (McKiernan et al., 2014). Auch Gelenkbeschwerden im Sinne einer Chondrokalzinose oder kristallinduzierten Arthritis bzw. Pseudogicht treten nach der Literatur bei HPP gehäuft auf (Millan and Whyte, 2015). Klinisch imponieren Gelenkprobleme bei erwachsenen HPP Patienten in der Tat häufig entzündlich, so dass nicht selten differentialdiagnostisch die Frage einer Erkrankung aus dem rheumatologischen Formenkreis diskutiert wird. Auch hier ist die Symptomatik pathophysiologisch wieder am ehesten im Kontext der beschriebenen Induktion inflammatorischer Reaktionen auf CPPD Kristalle und/oder ATP erklärbar, wenngleich dies als Ursache für Gelenkprobleme bei HPP keineswegs bewiesen ist. Im Unterschied zu rheumatologischen Erkrankungen sind bei HPP aber eine ausgeprägte Synovialitis mit starker Schwellung und Ergussbildung oder Deformierungen eher ungewöhnlich. Auch gehen die Veränderungen nicht mit laborchemisch erhöhten Entzündungsmarkern (CRP/BSG) einher; der Rheumafaktor und ACPA zeigen keine Auffälligkeiten, eine Assoziation zur HLA-B27 Antigenvariante ist für die HPP nicht bekannt. Selten können sich im Gefolge der diffusen muskuloskelettalen Probleme bei dauerhaft reduziertem Aktivitätsniveau und schonungsbedingter Einschränkung der Bewegung sekundär auch Kontrakturen einzelner Gelenke entwickeln. Kausal könnte die entzündliche Symptomatik aber auch mit einer Funktion der AP als anti-inflammatorische Nukleotidase zusammenhängen, in dem Sinne dass eine defiziente AP-Aktivität zu einer unzureichenden Kontrolle der ATP-assoziierten Aktivierung und Sekretion von IL-1β aus neutrophilen Granulozyten führt (Bessueille et al., 2020).

Aufgrund der oftmals fehlenden bildmorphologisch fassbaren Veränderungen als Erklärung für die gleichzeitig sehr diffusen Beschwerden bei HPP ist differentialdiagnostisch auch an neuropathische Beschwerden zu denken. In der Tat findet sich in einzelnen Fällen ein Ansprechen auf entsprechende Präparate. Teilweise werden auch Hyp-/Dysästhesien berichtet, für die sich im Rahmen neurologischer Diagnostik kein objektiverbares Korrelat finden lässt. Grundlagenwissenschaftliche Arbeiten zeigen, dass der AP wesentliche Bedeutung für die neuronale Entwicklung zukommt und sie nicht zuletzt durch Ihre Bedeutung für die Dephosphorylierung und damit intrazelluläre Verfügbarkeit von Vitamin B6 auch am Neutrotransmitter-Stoffwechsel beteiligt ist. Hinzu kommt die bereits erwähnte Bedeutung für das purinerge Signalling. In welchem Ausmaß welcher dieser Pathomechanismen klinische Symptome verursacht, ist bislang unklar. Wiederholt berichtet werden nicht ursächlich klärbare Kopfschmerzen, die different sind von einer klassischen Migräne und auch nicht adäquat auf eine dahingehende Medikation ansprechen. Die bei perinataler/infantiler Manifestation als Indikator für eine sehr schwerwiegende Klinik zu wertenden Vitamin B6 abhängigen Krämpfe sind bei erwachsenen HPP-Patienten nicht vorhanden. Zwar gibt es erwachsene HPP-Patienten mit bekannter Epilepsie, allerdings deutet nichts darauf hin, dass diese anders oder weniger gut auf konventionelle Antiepileptika ansprechen würde, als das bei Nicht-Betroffenen der Fall ist (eigene, unpublizierte Daten). Aus der Erfahrung heraus ist bei erwachsenen HPP-Betroffenen überzufällig häufig auch eine Neigung zu einer gedrückten Stimmungslage bis hin zur manifesten Depression bzw. eine unverhältnismäßig stark ausgeprägte Ängstlichkeit zu verzeichnen. Auch hier ist im Einzelfall bislang schwer zu differenzieren, zu welchem Grade dem eine organische und/oder metabolische Komponente als Konsequenz aus dem Enzymdefekt zu Grunde liegt und zu welchem Anteil es sich dabei um eine reaktiv veränderte Gefühlslage als Folge der Einschränkungen und Beschwerden durch die Erkrankung, teilweise noch verstärkt durch eine oftmals langwierige und häufig über lange Zeit ergebnislose Diagnostik, handelt.

Für die von HPP-Patienten ebenfalls berichteten gastrointestinalen Symptome gibt es bislang ebenfalls keine abschließende pathophysiologische Erklärung. Dies umso mehr, als es sich dabei nicht um ein einheitliches Beschwerdebild handelt, sondern die Symptome die gesamte denkbare Bandbreite von Obstipation bis hin zu Diarrhoe, Unverträglichkeiten, Bauchschmerzen und Flatulenz umfasst. Inwiefern es sich dabei um eine Folge einer Störung der purinergen Regulation der enteralen Mobilität und/oder es sich eher um Auswirkungen auf die Darmflora bzw. die Detoxifikation von Di-phosphoryl-Lipopolysacchariden handelt, bleibt in zukünftigen Forschungsarbeiten zu klären. Zu erwähnen ist in diesem Zusammenhang, dass das menschliche Genom jenseits des bei HPP betroffenen ALPL-Gens auf Chromosom 2 u.a. auch eine dezidierte intestinale AP kodiert, die bei HPP nicht betroffen ist. Dennoch ist durchaus denkbar und aus Untersuchungen an Tiermodellen zur HPP auch nachvollziehbar (Narisawa et al., 2001), dass jenseits dieser nomenklatorischen Zuordnung die gewebeunspezifische ALP für gastrointestinale Prozesse klinisch relevant und damit auch der Enzymdefekt für die Symptomatik kausal ist.

Die für kindliche Manifestationen sehr charakteristischen Probleme im Bereich der Zähne und des Zahnhalteapparates setzen sich im Erwachsenenalter fort, d.h. auch hier beobachtet man bei sehr vielen Patienten einen stark kompromittierten Zahnstatus selbst bei sehr guter Mundhygiene. In Einzelfällen kann die Zahnproblematik mit frühem Zahnverlust und parodontalen Entzündungen auch die einzige Manifestation der Erkrankung sein. Dies wird dann als eigenständige Manifestationsform im Sinne einer Odontohypophosphatasie beschrieben, wobei festzustellen ist, dass natürlich auch bei diesen Patienten der Enzymdefekt systemisch vorhanden ist und sich im Verlauf zu den Zahn-/Kieferproblemen weitere Organmanifestationen gesellen können. Inwiefern dies eine unmittelbare Folge der defizienten AP-Aktivität auf die Qualität der Zähne und des Zahnhalteapparates ist und inwiefern dies auf Veränderungen der Mundflora zurückzuführen und/oder wiederum einer gestörten Detoxifikation von Lipopolysacchariden gramnegativer Bakterien geschuldet ist, bleibt zu klären.

Zusammenfassend ist anzumerken, dass es angesichts des variablen klinischen Spektrums selbst bei vorbestehender Diagnose einer Hypophosphatasie schwierig ist, vorliegende Symptome im Einzelfall kausal der Hypophosphatasie zuzuordnen. Dies birgt einerseits die Gefahr, dass jegliche Art von Beschwerden auch und gerade von den Patienten selbst als Manifestation der HPP bewertet werden und dass andererseits der Untersucher verleitet werden kann, Einschränkungen und Symptome mit Blick auf die diagnostizierte Grunderkrankung als suffizient erklärbar zu betrachten und nicht weiter auf andere mögliche Ursachen abzuklären.

8.2. Diagnostik

Wie oben ausgeführt sind die klinischen Beschwerden bei Erwachsenen mit HPP sehr heterogen, so dass eine verlässliche Diagnostik, insbesondere eine Verifizierung bzw. der Ausschluss einer HPP oder eine Identifizierung Betroffener im Sinne eines Case Finding allein anhand der Symptomatik nicht verlässlich möglich ist. Die Erstdiagnose einer HPP im Erwachsenenalter wird häufig getriggert durch betroffene Familienangehörige, den laborchemischen Zufallsbefund einer niedrigen AP oder ätiologisch unklare muskuloskelettale oder dentale Probleme bei entsprechender Aufmerksamkeit des Untersuchers bzw. häufig auch des Patienten selbst. Zentral für die Diagnose ist dabei neben der bei einer genetisch determinieren Erkrankung unerlässlichen Familienanamnese die Bestimmung der Alkalischen Phosphatase Aktivität im Serum. Primär ist dabei die Bestimmung der Gesamt-AP ausreichend, da physiologischerweise knapp die Hälfte der dabei gemessenen AP-Aktivität auf die Leber-AP, die andere Hälfte auf die Knochen-AP zurückzuführen sind und sich beide Enzyme ebenso wie die Nieren-AP von dem bei HPP betroffenen ALPL-Gen ableiten und sich im Wesentlichen durch eine gewebespezifisch differentielle posttranslationale Glykosylierung unterscheiden. Lediglich in speziellen Situationen wie etwa im dritten Trimenon der Schwangerschaft trägt die plazentare ALP (ALPP) relevant zur im Serum gemessenen Gesamt-AP-Aktivität bei. Im Umkehrschluss bedeutet dies auch, dass bei einer funktionsmindernden Mutation des ALPL-Gens entsprechend auch eine substantielle Minderung der im Serum zu messenden AP-Aktivität erwartet werden kann und selbst in Situationen, die üblicherweise mit einer substantiellen Erhöhung der Gesamt-AP einhergehen, im Fall einer HPP allenfalls ein sehr geringer Anstieg zu verzeichnen ist.

Eine differentielle Bestimmung der AP-Isoenzyme und insbesondere der ALPL-abgeleiteten Isoformen (Leber, Niere, Knochen) ist grundsätzlich möglich, für die Diagnostik der HPP aber nur bei speziellen Fragestellungen erforderlich. Fallweise kann eine solche Bestimmung hilfreich sein um zu sehen, ob die gemessene Restaktivität vorwiegend hepatischer oder ossärer Genese ist.

Bzgl. der serologisch gemessenen AP-Aktivität ist anzumerken, dass der Wert letztlich das widerspiegelt, was an Enzym von den Zellen freigesetzt bzw. abgespalten wird, letztlich also der *Spill-over.* Je nachdem, ob die vorliegende Mutation eine verminderte Expression, eine verminderte Aktivität bzw. Funktion, eine gestörte Membran-Verankerung, Veränderungen der Spaltung und des Abbaus etc. verursacht, kann dieser Wert nicht zwangsläufig mit der AP-Aktivität in den einzelnen Geweben korreliert werden, zumal hier vermutlich auch gewebespezifische Einflussfaktoren und intraindividuelle Unterschiede wie beispielsweise epigenetische Faktoren die Varianz noch einmal erhöhen. Entsprechend ist auch nicht verwunderlich, dass der gemessene Serum-AP-Wert nicht zwangsläufig Rückschlüsse auf die Art oder Schwere der Manifestation erlaubt.

Das Spektrum möglicher Differentialdiagnosen einer niedrigen AP im Erwachsenenalter ist sehr weit und umfasst unterschiedliche Situationen mit teilweise akuter Erniedrigung, aber auch transiente reaktive Erniedrigungen im Kontext spezieller metabolischer Konstellationen sowie selten auch andere Erkrankungen mit dauerhaft niedriger AP (vgl. Tab. 8.1), wobei festzustellen ist, dass für die genannten Ursachen jenseits der HPP zwar kasuistische erniedrigte AP-Werte beschrieben sind, diese aber keineswegs obligat und regelhaft vorliegen. Letztlich ist damit im klinischen Alltag die HPP selbst die häufigste Ursache einer dauerhaft niedrigen AP und diese Spur entsprechend abklärungswürdig. Tatsächlich häufig in Betracht zu ziehen ist als DD eine laufende oder stattgehabte antiresorptive Therapie mit Bisphosphonaten oder Denosumab, aber auch eine Östrogen-basierte Behandlung zur Kontrazeption oder Hormonersatztherapie. Gerade bei hochpotenten Antiresorptiva bzw. entsprechender Dosierung kann es dabei zu einer Reduktion der AP-Werte unter die alters- und geschlechtsspezifische untere Normgrenze kommen. Dabei ist zu berücksichtigen, dass eine niedrige AP im Kontext einer solchen Therapie eine HPP keineswegs ausschließt sondern im Gegenteil nicht selten eine Konstellation vorfindet, bei der unter dem Aspekt einer defizienten knöchernen Ausgangssituation und ggf. erniedrigter Knochendichte eine Osteoporose-Behandlung initiiert und die HPP übersehen wurde. Niedrige Werte findet man im Alltag auch bei reduziertem Essverhalten,

Dauerdiagnosen mit möglicher AP-Erniedrigung	Transiente, reaktive AP-Erniedrigung	Akute, kurzfristige AP-Erniedrigung
• Hypophosphatasie • Cleidocraniale Dysplasie • Achondroplasie • Osteogenesis imperfecta • Morbus Wilson • Zöliakie • Cushing-Erkrankung • Mseleni Joint Disease	• Antiresorptive Präparate - Bisphosphonate - Denosumab - Östrogene • Intoxikation - Vitamin D - Fluoride - Schwermetall • Endokrin.-metab. Störungen - Schwere Hypothyreose - Anorexia nervosa - Adyname renale Osteodystrophie • Mangelzustände - Magnesium - Zink - Vitamin D - (Perniziöse) Anämie - Mangelernährung	• Großer chirurgischer Eingriff • Schweres Trauma • Chemotherapie • Koronare Bypass-Chirurgie • Multiples Myelom • Bluttransfusion • Hungern/schwere Kalorienrestriktion • Sepsis/Multiorganversagen • Bestimmungsfehler - Präanalytik (Hämolyse, Citrat, EDTA, Oxalat) - Messfehler

Tab. 8.1: Differentialdiagnosen einer erniedrigten Serum-ALP nach zeitlichem Verlauf.

was speziell bei einer Anorexia nervosa durchaus auch mit Werten im unternormwertigen Bereich einher gehen kann.

Hilfreich für die weitere Diagnostik bei erniedrigter AP ist als nächster Schritt die Bestimmung der physiologischen Substrate der AP. Üblicherweise adressiert werden dabei Pyridoxalphosphat (PLP), Phosphoethanolamin (PEA) und das anorganische Pyrophosphat. Letzteres gilt theoretisch als optimal geeigneter Marker, allerdings wird eine Bestimmung routinemäßig insbesondere aufgrund der komplexen Präanalytik bislang von keinem klinischen Labor in Europa angeboten und der Wert bleibt damit klinischen Studien vorbehalten. Die Bestimmung von PLP ist dagegen in den meisten größeren Laboratorien etabliert, wobei idealerweise das Ergebnis differentiell mit Unterscheidung des phosphorylierten und des nicht-phosphorylierten Anteils mitgeteilt werden sollte. Im Rahmen der Präanalytik sollte eine Supplementation mit Multivitamin-/Vitamin B-Präparaten erfragt bzw. mit ausreichend Vorlauf abgesetzt werden, da die Halbwertszeit von PLP bei 30 Tagen liegt. Die Bestimmung von Phosphoethanolamin ist erfahrungsgemäß aus Urin prinzipiell verlässlicher möglich als aus dem Serum, wobei zu beachten ist, dass gerade dieser Parameter selbst bei schwerer HPP-Manifestation nicht zwangsläufig immer erhöht ist und im Querschnitt der bisher publizierten Arbeiten mit stark unterschiedlicher Sensitivität bewertet wird.

Zahlreiche weitere Laborparameter zeigen bei der Hypophosphatasie zwar keine spezifischen Veränderungen und sind damit nicht wegweisend für die Diagnosestellung, können aber bei diagnostizierter Hypophosphatasie hilfreich sein für das Verlaufsmonitoring und die frühzeitige Identifizierung möglicher Problemfelder. Insbesondere relevant ist dabei die Bestimmung von Kalzium und Phosphat im Serum. Grundsätzlich besteht eine Tendenz zu einer Hyperphosphatämie, die sich erfahrungsgemäß mit zunehmendem Alter noch verstärkt. Finden sich koinzident eher hohe Kalziumspiegel, so begünstig diese Konstellation eines hohen Ca/P-Produktes potentiell die für einen Teil der HPP-assoziierten Beschwerden als ursächlich

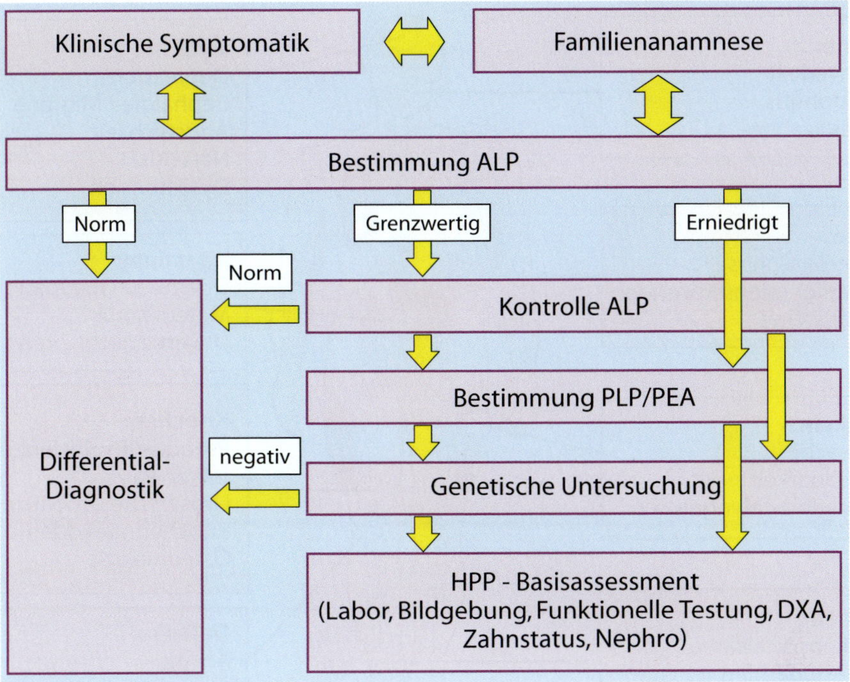

Abb. 8.1: Diagnostischer Algorithmus.

angesehene Ausfällung von CPPD-Kristallen (Millan and Whyte, 2015). Sorgfältig monitoriert werden sollten bei HPP auch die Nierenfunktion respektive die Retentionsparameter. Überdies ist die Niere bei HPP auch als kritisch hinsichtlich einer Organmanifestation der Erkrankung anzusehen. Dies umfasst mutmaßlich ein gehäuftes Auftreten von Nierensteinen bzw. einer Nephrokalzinose, wobei die Problematik erfahrungsgemäß bei kindlicher Manifestation ungleich häufiger beobachtet wird. Insofern erscheint vor diesem Hintergrund im Zuge der initialen diagnostischen Aufarbeitung aber auch bei erwachsenen Patienten die Erhebung eines nephrologischen Status inklusive Urindiagnostik (Kristalle, Proteinurie, Kalzium-/Phosphat-Ausscheidung) und Ultraschall zur Detektion etwaiger Kalzifikationen sinnvoll um einschätzen zu können, inwiefern dieser Aspekt beim individuellen Patienten weiter engmaschig überwacht werden muss oder eher als unkritisch zu sehen ist. In jedem Fall sinnvoll mit Blick auf den Kalzium/Phosphat-Haushalt und die Nierenfunktion ist eine Bestimmung des Vitamin D-Status, um einen etwaigen Mangel zu kompensieren. Auch dahingehend sind bis zum Erreichen eines stabilen Levels Verlaufsbestimmungen sinnvoll, um eine ggf. durchgeführte Supplementation auf eine vernünftige Dosierung einzutitrieren und exzessiv hohe Spiegel mit konsekutiver Steigerung des Ca/P-Produktes zu vermeiden. Für eine möglichst umfassende Erfassung des Phosphatstoffwechsels kann mit Blick auf die oben dargelegte Ausgangssituation ergänzend auch eine Bestimmung von FGF-23 und iPTH zum Verlaufsmonitoring der Phosphatstoffwechsels erwogen werden.

Für die Erfassung der ossären Situation ist in Analogie zum Vorgehen bei der Osteoporosediagnostik zunächst die Erfassung weiterer klinischer Risikofaktoren wichtig. Gerade die Frakturanamnese erlaubt erste Eindrücke, inwiefern bei dem einzelnen Patienten ein erhöhtes Frakturrisiko anzunehmen ist. Eine osteodensitometrische Untersuchung, in der Regel mittels DXA, ist bei einer Erkrankung mit wesentlicher systemischer Skelettmanifestation ebenfalls Teil der Routinediagnostik. Ganz allgemein sind die Knochendichtewerte bei HPP nicht systematisch reduziert im Sinne einer Prädisposition für eine Osteoporose. Vielmehr zeigen die patientenindividuellen Werte bei HPP eine sehr breite Streuung vom deutlich erniedrigten Bereich bis hin zu überdurchschnittlich hohen

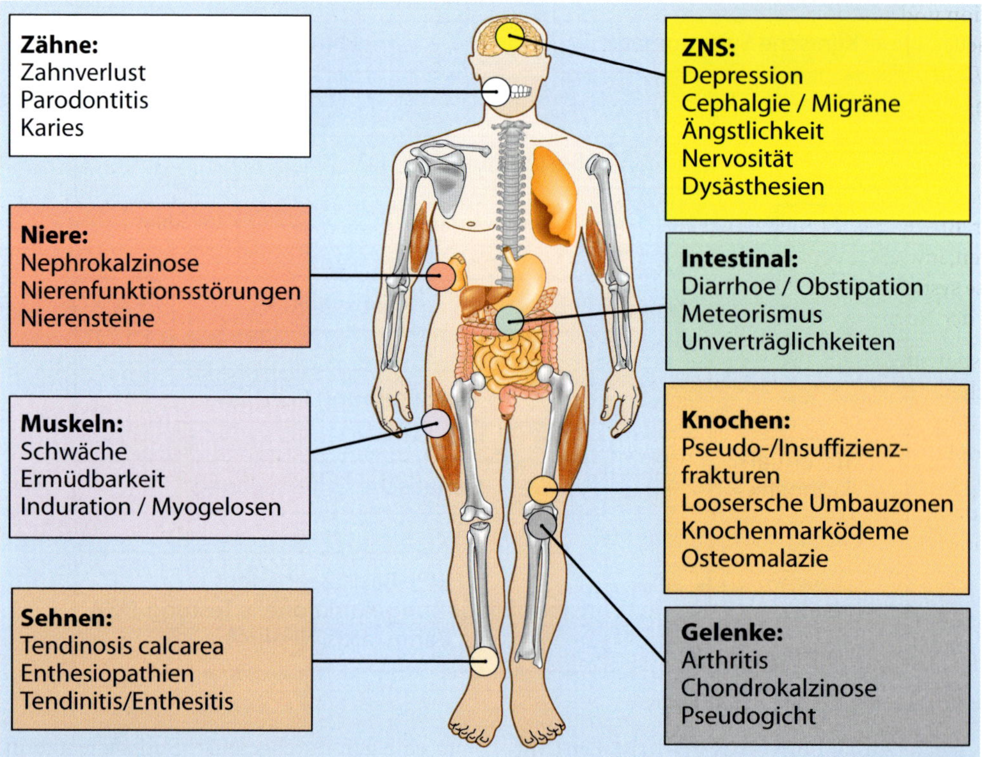

Abb. 8.2: Klinische Symptome und Beschwerden im Gefolge der unzureichenden Enzymaktivität und der Substratakkumulation.

Werten. Inzwischen konnte dazu auch herausgearbeitet werden, dass gerade schwer skelettal betroffene Patienten mit ausgeprägter Mineralisierungsstörung typischerweise lumbal auffällig hohe DXA-Werte aufweisen, vermutlich aufgrund von Fehlverkalkungen der wirbelsäulenumspannenden Weichteilstrukturen und Längsbänder sowie aufgrund einer Akkumulation von qualitativ unzureichendem Knochen bzw. Osteoidgewebe im Knochen, um die unzureichende Qualität zu kompensieren. Insofern sind hier hohe Werte eher als Indikator für eine schwerere, ossäre Krankheitsmanifestation zu werten. Umgekehrt trifft dies an der Hüfte und bei weniger schwer betroffenen Patienten nicht in diesem Ausmaß zu, so dass man hier die Werte eher im Hinblick auf eine möglicherweise zusätzlich vorliegende Osteoporose bewerten kann (Genest et al., 2020). Insofern sollte die Interpretation erhobener Werte stets in dem Wissen erfolgen, dass eine Stoffwechselstörung vorliegt, bei der das Risiko skelettbezogener Symptome offenbar nicht so sehr von der reinen Knochendichte als vielmehr von der Störung des Knochenmetabolismus und der reduzierten Knochenqualität determiniert wird.

Bei gegebener Skelettproblematik sollte natürlich entsprechende Röntgendiagnostik erfolgen, wobei die Indikation im Zweifel eher großzügig gestellt werden sollte, gerade auch um sich abzeichnende Pseudo-/Insuffizienzfrakturen bzw. Loosersche Umbauzonen frühzeitig zu detektieren. Unter der gleichen Argumentation sollte bei vorhandener Klinik und unauffälligem konventionellem Röntgen auch großzügig die Indikation für eine MRT-Diagnostik gestellt werden, um das Vorhandensein spongiöser Frakturen im Sinne eines *Bone bruise*/Knochenmarködems abzuklären.

Eine strukturierte und vor allem gut objektivierbare und reproduzierbare Erfassung der bei HPP von den Patienten sehr häufig angegebenen muskulären Probleme gestaltet sich im Alltag schwierig. Vor allem die Erfassung der oft als brennend beschriebenen muskulären Schmerzen und eine zunehmende Kraftlosigkeit sind schwer quantifizierbar. Mögliche klinische Untersuchungen zur Detektion und zum Verlaufsmonitoring dieser funktionellen Limitierungen bei Erwachsenen sind der *6-Minute-Walk-Test* zur Erfassung der Dauerleistungsfähigkeit sowie die einzelnen Parameter der sog. *Short Physical Performance Battery* oder die Messung der Handkraft. Zur klinischen Relevanz einer Bestimmung der Muskelmasse mittels DXA oder BIA laufen derzeit Untersuchungen um zu klären, inwiefern in diesen Parametern möglicherweise systematische Abweichungen gegenüber denen der Normalbevölkerung festzustellen sind.

Ein spezieller Fokus sollte bei der initialen diagnostischen Aufarbeitung auf die Zahngesundheit gelegt werden. Dies umso mehr, als mit der Odontohypophosphatasie eine Verlaufsform beschrieben ist, bei der die Problematik im Zahnbereich (zumindest für lange Zeit) die einzige klinische Manifestation der Erkrankung darstellt. Häufig finden sich bei erwachsenen HPP-Patienten anamnestisch Hinweise auf eine frühere Krankheitsmanifestation mit vorzeitigem Verlust der Milchzähne (in der Regel mit Wurzel) und ein kompromittierter Zahnstatus trotz guter Mundhygiene. In jedem Fall sollte spätestens mit der Diagnosestellung eine gründliche zahnärztliche Basisuntersuchung erfolgen als Grundlage für eine regelmäßige Reevaluationen.

Zur Erhärtung der Diagnose bei entsprechendem klinischem Verdacht oder gegebener Familienanamnese ist letztlich eine genetische Untersuchung und Beratung mit Sequenzierung des ALPL-Gens indiziert. Zu den Details sei an dieser Stelle auf Kap. 6. dieses Buches verwiesen.

8.3. Differentialdiagnostik

Entsprechend der heterogenen und individuell sehr variablen Manifestation der Erkrankung ist das Spektrum klinischer Differentialdiagnosen zur HPP ist durchaus vielgestaltig. Abhängig vom Manifestationsalter und der entsprechenden klinischen Symptomatik sind dabei eine ganze Reihe von systemischen muskuloskelettalen Erkrankungen abzugrenzen. Insbesondere sind dies Erkrankungen die mit Skelettdysplasien oder erhöhtem Frakturrisiko einhergehen wie etwa eine Osteogenesis imperfecta, eine (Pseudo-)Achondroplasie, sämtliche Formen einer Rachitis, aber auch bei im Vordergrund stehender Frakturproblematik eine (*early-onset*) Osteoporose. Gelegentlich finden sich im Knochen so stark ausgeprägte strukturelle Veränderungen, dass differentialdiagnostisch auch ein Knochentumor in Betracht gezogen werden muss. Die entzündliche Manifestation im Bereich der Muskulatur und der Gelenke lässt zudem an Erkrankungen aus dem rheumatologischen Formenkreis denken, wobei nach entsprechender Ausschlussdiagnostik hinsichtlich primär chronischer Polyarthritis und axialer Spondylarthritiden häufig die Diagnose einer Fibromyalgie gestellt wird. Letztlich ist die Abgrenzung aller genannten Erkrankungen von der HPP bereits anhand des AP-Wertes in der überwiegenden Mehrheit der Fälle recht unproblematisch möglich und spätestens die genetische Diagnostik ermöglicht in der Regel eine abschließende Einschätzung. Die wesentliche differentialdiagnostische Herausforderung besteht somit letztlich eher darin, bei unspezifischer muskuloskelettaler Symptomatik die HPP in das Panel möglicher Differentialdiagnosen mit einzubeziehen. Gleichzeitig ergibt sich angesichts des heterogenen klinischen Bildes der HPP bei einmal gestellter Diagnose umgekehrt die differentialdiagnostische Schwierigkeit, dass natürlich hinter jedem vorliegenden Krankheitszeichen, das theoretisch durch die HPP erklärbar wäre, immer auch eine davon unabhängige Zweiterkrankung vorliegen kann, die es dann ätiologisch korrekt einzuordnen gilt.

8.4. Literatur

Barreto, S., Gomez, C., P. Menendez, Grosso, S., Altadill, A, and Cannata, J.B. (1996). [Hypophosphatasia in adults. Report of 3 cases]. Med Clin (Barc) *107*, 464-466.

Beck, C., Morbach, H., Richl, P., Stenzel, M., and Girschick, H.J. (2009). How can kalzium pyrophosphate crystals induce inflammation in hypophosphatasia or chronic inflammatory joint diseases? Rheumatol Int *29*, 229-238.

Berkseth, K.E., Tebben, P.J., Drake, M.T., Hefferan, T.E., Jewison, D.E., and Wermers, R.A. (2013). Clinical spectrum of hypophosphatasia diagnosed in adults. Bone *54*, 21-27.

Bessueille, L., Briolay, A., Como, J., Mebarek, S., Mansouri, C., Gleizes, M., El Jamal, A., Buchet, R., Dumontet, C., Matera, E.L., Mornet, E., Millan, J.L., Fonta, C., and Magne, D. (2020). Tissue-nonspecific alkaline phosphatase is an anti-inflammatory nucleotidase. Bone *133*, 115262.

Burnstock, G., Arnett, T.R., and Orriss, I.R. (2013). Purinergic signalling in the musculoskeletal system. Purinergic Signal *9*, 541-572.

Coe, J.D., Murphy, W.A., and Whyte, M.P. (1986). Management of femoral fractures and pseudofractures in adult hypophosphatasia. J Bone Joint Surg Am *68*, 981-990.

Doshi, K.B., Hamrahian, A.H., and Licata, A.A. (2009). Teriparatide treatment in adult hypophosphatasia in a patient exposed to bisphosphonate: a case report. Clin Cases Miner Bone Metab *6*, 266-269.

Fauvert, D., Brun-Heath, I., Lia-Baldini, A.S., Bellazi. L., Taillandier, A., Serre, J.L., de Mazancourt, P., and Mornet, E. (2009). Mild forms of hypophosphatasia mostly result from dominant negative effect of severe alleles or from compound heterozygosity for severe and moderate alleles. BMC Med Genet *10*, 51.

Gagnon, C., Sims, N.A., Mumm, S., McAuley, S.A., Jung, C., Poulton, I.J., Ng, K.W., and Ebeling, P.R. (2010). Lack of sustained response to teriparatide in a patient with adult hypophosphatasia. J Clin Endocrinol Metab *95*, 1007-1012.

Genest, F., Claußen, L., Rak, D., and Seefried, L. (2020). Bone mineral density and fracture risk in adult patients with hypophosphatasia. Osteoporos Int Sep 2. doi: 10.1007/s00198-020-05612-9. Online ahead of print.

Genest, F., and Seefried, L. (2018). Subtrochanteric and diaphyseal femoral fractures in hypophosphatasia-not atypical at all. Osteoporos Int *29(8)*, 1815-1825.

Kaunitz, J.D., and Yamaguchi, D.T. (2008). TNAP, TrAP, ecto-purinergic signaling, and bone remodeling. J Cell Biochem *105*, 655-662.

McKiernan, F.E., Berg, R.L., and Fuehrer, J. (2014). Clinical and radiographic findings in adults with persistent hypophosphatasemia. J Bone Miner Res *29*, 1651-1660.

Millan, J.L., and Whyte, M.P. (2015). Alkaline Phosphatase and Hypophosphatasia. Calcif Tissue Int *98*, 398-416.

Mornet, E., Taillandier, A., Domingues, C., Dufour, A., Benaloun, E., Lavaud, N., Wallon, F., Rousseau, N., Charle, C., Guberto, M., Muti, C., and Simon-Bouy, B. (2020). Hypophosphatasia: a genetic-based nosology and new insights in genotype-phenotype correlation. Eur J Hum Genet Sep 24. doi: 10.1038/s41431-020-00732-6. Online ahead of print.

Mornet, E., Yvard, A., Taillandier, A., Fauvert, D., and Simon-Bouy, B. (2011). A molecular-based estimation of the prevalence of hypophosphatasia in the European population. Ann Hum Genet *75*, 439-445.

Narisawa, S., Wennberg, C., and Millan, J.L. (2001). Abnormal vitamin B6 metabolism in alkaline phosphatase knock-out mice causes multiple abnormalities, but not the impaired bone mineralization. J Pathol *193*, 125-133.

Seefried, L., Dahir, K., Petryk, A., Högler, W., Linglart, A., Martos-Moreno, G.A., Ozono, K., Fang, S., Rockman-Greenberg, C., and Kishnani, P.S. (2020). Burden of Illness in Adults With Hypophosphatasia: Data From the Global Hypophosphatasia Patient Registry. J Bone Miner Res *35*, 2171-2178.

Williams, D.K., Pinzón, C., Huggins, S. et al. (2018). Genetic engineering a large animal model of human hypophosphatasia in sheep. Sci Rep *8*, 16945.

Zimmermann, H., Zebisch, M., and Strater, N. (2012). Cellular function and molecular structure of ecto-nucleotidases. Purinergic Signal *8*, 437-502.

9. Konservative Therapie

Insgesamt ist ein multimodales und multidisziplinäres Management der Patienten in einem entsprechend erfahrenen Zentrum sinnvoll unter spezieller Berücksichtigung der individuellen Ausprägung der Erkrankung. Die Betreuung der gesamten Familie ist ein wichtiges Grundprinzip. Letztlich stehen präventive und symptomatische Therapieansätze im Vordergrund, insbesondere die Schmerztherapie, die Behandlung muskuloskelettaler Probleme wie z.B. Knochenheilungsstörungen, Behandlung der Zahnprobleme, Monitoring der Nierenfunktion sowie die Therapie von neurologischen, psychologischen und neuropsychiatrischen Störungen. Seit 2015 wurde die Enzymersatztherapie mit dem Präparat Asfotase alfa (Strensiq®) für die Indikation "Hypophosphatasie mit Manifestation im Kindesalter" ("*Pediatric Onset Hypophosphatasia*") zur Therapie der Knochenmanifestation zugelassen. Diese Entwicklung bedeutet einen Meilenstein für viele schwer betroffene Menschen, besonders diejenigen mit lebensbedrohlicher Erkrankung.

9.1. ZNS und psychologische Probleme

Neonatale cerebrale Krampfanfälle im Rahmen einer schweren HPP können mit einer hochdosierten Pyridoxin (nicht phosphoryliertes Vitamin B6)-Therapie behandelt werden. Derzeit geht man davon aus, dass bei HPP-Patienten die Anfallsschwelle herabgesetzt ist durch eine erniedrigte intrazelluläre Konzentration von PLP, dem aktiven, phosphorylierten Metaboliten von Vitamin B6, der aber in dieser Form die Plasmamembran nicht überschreiten kann, d.h. hierfür wäre eine transiente, AP-abhängige Dephosphorylierung erforderlich. In der Folge kommt es intracerebral mutmaßlich zu einer verminderten PLP- und ggf. AP-abhängigen Synthese von Neurotransmittern. Medikamentöse Prinzipien, die die weiteren zentralnervösen Störungen bei der HPP gezielt angehen, sind derzeit nicht verfügbar. Vermehrte Ängstlichkeit, Unruhe, Schlafstörungen, Nervosität oder Depression werden bislang lediglich einer symptomatischen "Routinetherapie" zugeführt. Eine spezifischere Therapie wäre jedoch insbesondere deswegen von Bedeutung, da gezeigt werden konnte, dass die AP-Aktivität von maßgeblicher Bedeutung für u.a. die Nozizeption und das purinerge Signalling ist (☞ Kap. 4.) (Abbracchio et al., 2009; Burnstock et al., 2011; Sowa et al., 2010).

9.2. Anti-inflammatorische Strategien

Der durch die Entzündung bedingte Extremitätenschmerz sowie die körperliche Leistungsschwäche mindern die Lebensqualität der HPP-Patienten entscheidend, so dass erste klinische Analysen und Therapieansätze zur Schmerzunterdrückung im Alltag eine signifikante Besserung der Lebensqualität hervorrufen konnten. Girschick et al. konnten zeigen, dass die bei vielen HPP-Patienten erhöhte Urinkonzentration von Prostaglandin E2 nach einer 5-wöchigen Therapie mit einem nicht-steroidalen Antiphlogistikum (NSAID) auf normale altersentsprechende Werte gesenkt werden konnte, einhergehend mit einer signifikanten muskuloskelettalen Schmerzreduktion und Zunahme der körperlichen Aktivität. Nach Beendigung der Therapie hielt der Effekt für 3-4 Wochen an, so dass wir derzeit eine Therapie nach Bedarf empfehlen, immer unter Berücksichtigung der Nierenfunktion (Girschick et al., 1999; Girschick et al., 2006). Unter pathophysiologischen Gesichtspunkten könnte ggf. auch eine gezielte anti-inflammatorische Therapie mittels Interleukin-1-Blockade sinnvoll sein (Beck et al., 2009a).

9.3. Ernährung und Supplementierung

Die Gabe von Zink und Magnesium, die katalytischen Ionen des Enzyms, zeigt keinen wesentlichen Benefit. Eine Ernährung mit kalzium-/phosphatarmer Kost erscheint bei Hyperkalzämie bzw. Hyperphosphatämie sinnvoll (Genest et al., 2018; Kuehn et al., 2020). Gegebenenfalls können auch in jungem Alter bereits Phosphatbinder eingesetzt werden. Bei gleichzeitig im Erwachsenenalter möglicherweise bereits signifikant eingeschränkter glomerulärer Filtrationskapazität ist eine regelmäßige Mitbetreuung durch eine(n) Nephrologen/in sinnvoll, da hier die Indikation des Einsatzes von Phosphatbindern an Bedeutung gewinnt. Eine gelegentlich auftretende schwere

Hyperkalzämie im Säuglingsalter kann zusätzliche medikamentöse Maßnahmen erforderlich machen (z.B. i.v. Flüssigkeitsgabe, Furosemid, ggf. kurzfristig Glukokortikosteroide etc.). Eine Bisphosphonatgabe sollte jedoch vermieden werden.

Insbesondere bei Säuglingen und Kleinkindern mit HPP, bei denen bereits eine Gedeih-/Wachstumsstörung vorliegt, ist eine adäquate altersentsprechende Ernährung mit Unterstützung einer professionellen Ernährungsberatung zu beachten. Bei schweren Verlaufsformen ist oftmals eine enterale Ernährung via Magensonde (nur kurzfristig empfehlenswert) oder PEG bzw. PEJ erforderlich, um ein entsprechendes Gedeihen der Kinder zu erreichen. Nach Erfahrung der Autoren handelt es sich bei der gastrointestinalen Problematik um ein multifaktorielles Problem, welches insbesondere bei den schwer betroffenen und z.T. intensivpflichtigen Kindern langfristig und im Rahmen einer multimodalen Therapie der gesamten Familie viel Aufmerksamkeit und hohen bzw. unermüdlichen therapeutischen Einsatz erfordert.

Im Rahmen einer Querschnittserhebung konnte bei erwachsenen HPP-Patienten gezeigt werden, dass nicht nur eine sehr hohe, sondern auch eine sehr niedrige Phosphatzufuhr, aber auch eine zu niedrige oder gesteigerte Kalziumzufuhr mit vermehrten klinischen Symptomen einhergeht (Kuehn et al., 2020). Somit ist eine durchschnittliche alimentäre Phosphatzufuhr in Kombination mit einem balancierten Kalzium/Phosphor-Verhältnis zu befürworten.

Eine Substitution mit Vitamin D sollte entsprechend den Empfehlungen für Gesunde bzw. abhängig vom entsprechenden Serumspiegel durchgeführt werden, wobei wir bei HPP-Patienten eine eher moderate Doseriung und Zielwerte im unteren Normbereich anstreben, da es keine Daten für einen Nutzen sehr hoher Dosen gibt und man unter pathophysiologischen Erwägungen weder einer Hyperphosphatämie noch einer Hyperkalzämie Vorschub leisten möchte.

9.4. Osteoporosetherapie und Frakturheilung

Es existieren Kasuistiken zu Behandlungsversuchen mit dem PTH-Analogon Teriparatid. Grundsätzlich scheint eine solche Behandlung zur Steigerung des Knochenumbaus und der Knochenformation auch bei HPP ohne erkrankungsspezifische Risiken möglich, allerdings nur vorübergehend auch ohne spezifische Wirkung auf spezifische Folgen der AP-Defizienz (Camacho et al., 2008; Whyte et al., 2007, Schmidt et al., 2019; Klidaras et al., 2018). Auch in den USA durchgeführte Knochenmarktransplantationen, die Transplantation von Knochenfragmenten und kultivierten Osteoblasten oder Transfusionen mit TNAP-reichem Plasma von Patienten mit Morbus Paget brachten nicht den gewünschten Erfolg (Cahill et al., 2007; Whyte et al., 2003; Whyte et al., 1984; Whyte et al., 1982). Die Therapie mit Bisphosphonaten, synthetische PPi-Derivate, erscheint ineffektiv und birgt zusätzliche Risiken (Deeb et al., 2000; Whyte, 2010).

Eine knochenanabole Therapie mit einem Sclerostin-Antikörperpräparat zeigte im Rahmen einer Phase-II-Studie an erwachsenen Patienten mit HPP eine grundsätzliche Wirksamkeit im Sinne einer Stimulation der Knochenformation und Zunahme der Knochendichte bei gleichzeitig guter Verträglichkeit, so dass diese Option eine valide Therapie der Osteoporose bei HPP werden könnte (Seefried et al., 2017). Bezüglich orthopädisch-chirurgischer Maßnahmen ☞ Kap. 10.

9.5. Neurochirurgische Interventionen

Eine vorzeitige Verknöcherung von Schädelnähten kann zu einer Verlagerung von Anteilen des Kleinhirns in den Rückenmarkskanal (sekundäre Chiari I Malformation) oder einer Bildung von Flüssigkeitsspalten im Rückenmark (Hydrosyringomyelie) im Rahmen einer intrakraniellen Druckerhöhung und Liquorzirkulationsstörung führen (Collmann et al., 2009; Ri Rocco et al., 2017). Neurologische Symptome wie Kopfschmerzen, Lähmungen oder Taubheitsgefühl in den Armen, aber auch das Neuauftreten eines durch die intrakranielle Druckerhöhung ausgelösten Papillenödems erfordern eine neurochirurgische Intervention zur Dekompression. Regelmäßige ophthalmoskopische und neurologische Untersuchungen sowie radiologische Diagnostik sind daher bei Patienten mit Kraniosynostosen dringend indiziert (Beck et al., 2009b; Vogt et al., 2020).

9.6. Zahnmedizin

Einen wesentlichen Therapiepfeiler stellt die kieferorthopädische und parodontologische Betreuung dar. Ein Leitsymptom ist der vorzeitige Verlust von Milchzähnen mit nur partiell resorbierten Zahnwurzeln im Alter von ca. 2-3 Jahren (Listgarten and Houpt, 1969; Foster et al., 2012). Der Ersatz von Milchzähnen durch Kinderprothesen kann für die sprachliche Entwicklung sowie die soziale Integration der Patienten in Kindergarten und Schule sehr hilfreich sein (Bekes, 2016). Durch den frühen Zahnverlust ist eine transversale Unterentwicklung (Breite des Kiefers) im Frontzahnbereich des Ober- und Unterkiefers möglich, was dazu führen kann, dass sich die bleibenden Frontzähne nur verschachtelt in den Zahnbogen einordnen. Korrekturen derartiger Fehlstellungen erfordern Erfahrung des betreuenden Kieferorthopäden (Beck et al., 2009b; Hofmann et al., 2013). Hypomineralisationen des Zahnschmelzes bis hin zur Veränderung der Morphologie der Zahnkronen erhöhen prinzipiell die Anfälligkeit für Erkrankungen der Zahnhartsubstanzen (Karies) bereits im Milchgebiss (Mornet and Nunes, 1993; Foster et al., 2014; Yadav et al., 2012; Hu et al., 2000). Die Präventionsempfehlungen für Karies entsprechen denen für die Allgemeinbevölkerung (Moynihan, 2016).

Im Jugend- und jungen Erwachsenenalter treten bei HPP häufiger und in schwererem Maße entzündlich-destruktive Parodontalerkrankungen auf (Kumar et al., 2012; Meyle and Gonzales, 2001; Oh et al., 2002; Watanabe et al., 2001; Watanabe et al., 1993). Trigger und Risikofaktoren hierfür sind erhöhte Serumwerte proinflammatorischer Zytokine, Tabakkonsum, Diabetes und kohlenhydratlastige Ernährung (Nociti et al., 2015; Suvan et al., 2015; Taylor et al., 2013; Baumgartner et al., 2009). Professionelle parodontalpräventive und therapeutische Maßnahmen sind neben einer effektiven häuslichen Zahnpflege eine 2- bis 4-mal jährlich wiederholte professionelle Reinigung aller supra- und subgingival von bakteriellen Biofilmen besiedelten Zahnoberflächen. Eine zusätzliche systemische Antibiose mittels Amoxicillin/Metronidazol (Harks et al., 2015) zur Auflösung einer auf alleinige mechanische Therapie therapieresistenten bakteriellen Dysbiose kann darüber hinaus in schwer erkrankten Einzelfällen ebenfalls sinnvoll sein.

9.7. Enzymersatztherapie

Asfotase alfa, ein Enzymersatztherapiepräparat (rekombinante TNAP, Strensiq®) wurde im September 2016 zur Langzeitbehandlung der Knochenmanifestation bei Patienten mit ersten HPP-Symptomen im Kindesalter in der EU zugelassen (Hofmann et al., 2016; Fachinformation Strensiq®). Studienergebnisse zur Enzymersatztherapie bei potentiell letal betroffenen Kindern zeigen ein beeindruckendes muskuläres und radiologisches Ansprechen, eine respiratorische Verbesserung sowie ein verbessertes Gesamtüberleben im Vergleich zum natürlichen Verlauf der Erkrankung (Whyte et al., 2016a; Whyte et al., 2012; Whyte et al., 2019a; Hofmann et al., 2019). Auch bei älteren Kindern und Erwachsenen fand sich ein radiologisches Ansprechen, eine Verbesserung von Muskelkraft, Wachstum und motorischer Fähigkeiten einhergehend mit einer verbesserten Lebensqualität verglichen mit historischen HPP-Kontrollen (Whyte et al., 2016b, Kishnani et al., 2017; Kishnani et al., 2019; Seefried et al., 2020a; Bianchi et al., 2020). Inzwischen existieren bereits ermutigende Daten zur Sicherheit und Wirksamkeit von Asfotase alfa über mehrere Behandlungsjahre (Kishnani et al. 2019; Whyte et al., 2019a). Die Zulassung von Asfotase alfa ist ein wesentlicher Meilenstein in der bis dahin praktisch nicht behandelbaren schweren HPP.

Entwicklung von Asfotase alfa

Der Ersatz des TNAP-Enzyms wurde historisch vielfach erprobt. In der Summe war die Schlussfolgerung hieraus, dass der reine TNAP-Ersatz klinisch keine nennenswerten Effekte zeigte. Die parenterale Applikation des Proteins in der Form, wie es – abgespalten ("gesheddet") von der Zellmembran – im Serum zu finden ist, war nicht effektiv. Die Ursache hierfür dürfte darin bestehen, dass die Alkalische Phosphatase als membranständiges Enzym im Mikroenvironment des Knochens angereichert werden muss, damit eine relevante Funktion bei der Mineralisierung der Extrazellulärmatrix zustande kommt. Bei der Entwicklung einer klinisch erfolgreichen Enzymersatztherapie musste folglich größter Wert darauf gelegt werden, dass eine Anreicherung des Präparats im Knochen stattfindet. Im vergangenen Jahrzehnt wurde ein humanes rekombinantes TNAP-Enzymersatztherapiepräparat (ENB-0040, Asfotase alfa) entwickelt, das als rekombinantes Protein mit einem Fc-Teil und einem C-terminal gelegenen Deka-Aspartat diesen Anforderungen gerecht wird. Es konnte präklinisch in Mausmodellen die Mineralisierung bei Tieren mit schwerer Hypophosphatasie annähernd normalisieren, das Überleben der Tiere wesentlich verlängern und andere wichtige Auswirkungen der HPP wie z.B. die Zahnentwicklung deutlich verbessern (Millan et al., 2008; Foster et al., 2013; McKee et al., 2011). Die Herstellung des Präparats wurde daraufhin in die Großproduktion überführt und es wurde ein Studienprogramm aufgelegt, das schlussendlich in eine Zulassung des Präparats für die Hypophosphatasie mit Symptombeginn im Kindesalter (*pediatric onset hypophosphatasia*) unter anderem durch die Europäischen Behörden mündete.

Struktur, Chemie und Dosierung von Asfotase alfa

Asfotase alfa ist ein lösliches rekombinant hergestelltes Fusionsprotein aus der Sequenz der Alkalischen Phosphatase und einer humanen IgGFc-Domäne, die in einem Deka-Aspartat am C-Terminus endet. Das Deka-Aspartat als so genannter "Knochenanker" bewirkt eine mehrfache Steigerung der Affinität des Präparats zu Hydroxylapatit, wahrscheinlich ein entscheidender Schritt für die klinische Wirksamkeit. Ein Monomer hat ein Molekulargewicht von etwa 84 kD. Das Präparat ist in der Lage, Homodimere und Homotetramere zu bilden, was die physiologische Situation effektiv nachahmt. Die Halbwertszeit beträgt in erwachsenen Mäusen etwa 34 Stunden. Asfotase alfa als Präparat ist eine klare, wässrige Lösung, die subkutan verabreicht wird in einer Standard-Dosierung von 6 mg/kg Körpergewicht pro Woche. Hierfür werden entweder an 3 Tagen pro Woche jeweils 2 mg/kg oder an 6 Tagen jeweils 1 mg/kg Körpergewicht injiziert. Inzwischen gibt es auch belastbare Daten, dass diese primär bei Kindern etablierte Größenordnung der Dosierung auch bei erwachsenen Patienten adäquat zu sein scheint (Seefried et al., 2020b), wobei die Dosierung im Einzelfall aber je nach klinischem Effekt und Verträglichkeit individuell nach oben und unten angepasst werden kann (Fachinformation Strensiq®).

Klinische Daten der Zulassungs-relevanten Studien

Das klinische Studienprogramm prüfte Asfotase alfa bei perinataler und infantiler Hypophosphatasie in 3 offenen nicht-randomisierten, nicht-kontrollierten Phase-II-Studien (für perinatale/infantile Formen: ENB-002-08 (n=11) und deren Extension ENB-003-08 (n=10) sowie ENB-010-10 (n=59); für juvenile Manifestation ENB-006-09 mit der Extension ENB-008-10). Des Weiteren wurde in ENB-009-10 Asfotase alfa in adoleszenten und erwachsenen PatientInnen überprüft. Die Ergebnisse wurden jeweils mit historischen Kollektiven verglichen, die wiederum in getrennten klinischen Studien aufgearbeitet wurden. Asfotase alfa war erfolgreich im Einsatz bei schwer, potentiell letal betroffenen Kindern (Whyte et al., 2012). Es zeigte sich eine zunehmende Mineralisierung im Röntgen sowie eine sukzessive Verbesserung der respiratorischen Situation und der motorischen Entwicklung inklusive der Muskelkraft (Whyte et al., 2012; Whyte et al., 2019a; Hofmann et al., 2019). Das 5-Jahres-Überleben der Betroffenen konnte von Werten um 20 % auf über 80 % angehoben werden (Whyte et al., 2016b). Das erste europäische Studienzentrum an der Universitätskinderklinik in Würzburg (Leitung Prof. Johannes Liese und Dr. Christine Hofmann) rekrutierte und behandelte in diesen Studien eine relevante Anzahl von schwer erkrankten Kindern. Seit der Zulassung des Präparats und mit Abschluss der klinischen Studien ist der Enzymersatz erfolgreich in die Regelversorgung überführt worden.

Der primäre Endpunkt der Behandlung in den Studien ENB-002-08 und ENB-010-10 war die Änderung der skelettalen Manifestationen, für deren Beurteilung radiologische Scores verwendet wurden, die im Rahmen der radiologischen Beurteilung der Vitamin D-Mangel-Rachitis und der Kalzium-Mangel-Rachitis entwickelt wurden (*7-point Radiographic Global Impression of Change* (RGI-C) und *10-point Rickets Severity Scale* (RSS)) (Thacher et al., 2000). Die Ergebnisse dieser Studie wurden zusammengefasst publiziert (Whyte et al., 2016b). Es zeigte sich eine beeindruckende Verbesserung der radiologischen Scores, gefolgt von einer Verbesserung der respiratorischen Situation. In einer Interimsanalyse benötigten mehr als die Hälfte der Patienten im Verlauf eine Beatmung/Atemunterstützung, 24 % dieser Patienten verstarben. Von den überlebenden Patienten konnten unter Therapie 75 % von der Beatmung entwöhnt werden. Jenseits der perinatalen Situation wird vor allem aber auch eine Verbesserung von funktionellen Tests berichtet, welche die muskuläre Performance testen (z.B. BOT2) (Deitz et al., 2007; Whyte et al., 2016a). In der Summe bewirkt somit die Anwendung des Präparats bei schwer betroffenen Säuglingen und Kindern eine beeindruckende Verbesserung des Überlebens, der Knochenmineralisierung und der muskulären Performance im Vergleich mit historischen Kontrollgruppen. Daten zur Lebensqualität der Familien mit schwer betroffenen Kindern unter Therapie (Sondenentwöhnung, psychosoziale Aspekte etc.) liegen uns derzeit noch nicht vor. Erste Daten aus der Studie ENB-009-10 weisen auf funktionelle Verbesserungen bei Erwachsenen hin (Kishnani et al., 2016a; Kishnani et al., 2016b; Kishnani et al., 2019).

Effekte auf die Kraniosynostose und extraossäre Manifestationsorte

Bezüglich der Effekte auf weitere bei der HPP betroffenen Organe bzw. bestehenden Symptome (neurologische Symptome, Kraniosynostose, gastrointestinale Probleme, Nierenprobleme etc.) liegen bislang keine Daten vor. Es scheint, als hätte die Enzymersatztherapie in dieser Form keine Verbesserung der Entwicklung von Kraniosynostosen zur Folge. Mögliche bisher rein spekulative Erklärungen hierfür könnten sein, dass hierbei Effekte des nicht verknöchernden Bindegewebes eine wichtige Rolle spielen, so dass die Verbesserung der Mineralisierung keine Normalisierung des Zeitpunkts des Nahtverschlusses zur Folge hat. Aufgrund der oben geschilderten Problematik des Mikroenvironments der Zellmembran für die effektive Aktivität der TNAP sind Effekte in Weichgeweben wie im ZNS oder in der Niere nicht primär zu erwarten, aber sekundär etwa im Gefolge der Auswirkungen auf den Substratmetabolismus denkbar. Entsprechend sind auch die klinischen Effekte der Ersatztherapie mit Asfotase alfa auf die muskuläre Performance bei milder betroffenen Kindern und bei Erwachsenen erfreulich, wobei der Wirkungsmechanismus an der Muskulatur noch vollkommen unklar. Es bleibt zu klären, inwiefern es sich um einen direkten Effekt auf die Muskulatur, eine Folge des abgebauten Substratstaus oder aber einen indirekten Effekt aufgrund des verbesserten knöchernen Widerlagers handelt. Weitere Forschungsaktivitäten sind notwendig, um diese Effekte aufzuklären und die Bedeutung extraossärer Targets bei der Therapie der Hypophosphatasie zu validieren.

Auch bei erwachsenen Patienten zeigen erste Kasuistiken positive Ergebnisse der Behandlung auch außerhalb von klinischen Studien (Remde et al., 2017). Inzwischen gibt es auch eine erste systematische Analyse von 12-Monats-Daten einer längerfristig angelegten Therapieverlaufsstudie bei schwer betroffenen erwachsenen Patienten (EmPATHY) mit kindlicher Erstmanifestation (Alter bei Therapiebeginn 19-78 Jahre). Auch hier ergeben sich funktionelle Verbesserungen, insbesondere hinsichtlich der Parameter zur Überprüfung der Alltagsmobilität, wie etwa dem Chair-Rise-Test und dem 6-Minute-Walk-Test (Genest et al., 2020b).

Limitationen und potentielle unerwünschte Off-Target-Effekte

Insgesamt hat die Enzymersatztherapie durch Applikation des rekombinanten Proteins potentiell Limitationen, da dieses aufgrund seiner kurzen Halbwertszeit wiederholte hoch dosierte Injektionen erfordert, um biologische Effekte zu erzielen. Des Weiteren besteht hierbei wie oben diskutiert das Problem des schwierigen "subzellulären targeting" dieses Enzyms. Gemäß dem aktuellen Verständnis der Zellbiologie und -funktion wird das physiologische TNAP-Protein in die Zellmembran verschiedener Zellen (Osteoblasten etc.) sowie in osteoblastäre Matrixvesikel eingebaut und ist dort als membrangebundenes Ektoenzym funktionell aktiv. Ein nicht-membrangebundenes TNAP-Protein wird degradiert (Mentrup et al., 2011). Hingegen kann theoretisch bei aktiver Arteriosklerose eine Anreicherung von Asfotase alfa als Off-Target-Effekt im pathologischen atheromatösen Gewebe stattfinden, da hier mikroskopisch knochenähnliche Strukturen entstehen können, in denen das Hydroxylapatit zur Enzymanreicherung verfügbar wäre.

Bisher vorliegende Daten aus den noch kurzen Behandlungsverläufen liefern aber keine konkreten Anhaltspunkte für das Auftreten bzw. eine Progredienz vaskulärer Verkalkungen unter der Enzymersatztherapie, insbesondere im Bereich der Aorta (Whyte et al., 2019b; Genest et al., 2020a) Hier ist aufmerksame Beobachtung erforderlich, wie dies z.B. im Rahmen des bereits initiierten Registers geleistet wird.

Die häufigsten Nebenwirkungen sind unerwünschte Reaktionen in direktem Zusammenhang mit der Injektion. Sie reichen von transienter Rötung, Entzündung und Schmerzen an der Einstichstelle bis hin zu dauerhaften Verfärbungen (Hypopigmentierung), Vernarbungen und Lipodys-/hypertrophie. An systemischen Reaktionen im Kontext der Medikation werden Übelkeit, Kopfschmerzen und Gliederschmerzen bzw. Schmerzen in den Extremitäten berichtet. Hypersensitivitätsreaktionen sind ungewöhnlich nach bereits langfristiger Behandlung in Einzelfällen dokumentiert, wobei eine kausale Aufarbeitung dieser Fälle noch aussteht.

Die Bildung von Autoantikörpern (insbesondere neutralisierende Autoantikörper) durch die Therapie ist ebenfalls ein wichtiges Feld der Beobachtung. Besonders bei intermittierender Therapie wäre eine Behinderung der Restaktivität der TNAP durch entstandene Autoantikörper ein sehr unerwünschter Effekt. Diese ließen sich im Rahmen klinischer Studien in bis zu über 80 % der Fälle nachweisen, waren jedoch bislang nicht assoziiert mit einer klinischen Verschlechterung (Hofmann et al., 2019; Whyte et al., 2019a). In der klinischen Anwendung existieren Fälle von nachlassender Wirksamkeit von Asfotase alfa (unpublizierte Daten). Dahingehend wie auch zur Frage des langjährigen Nutzens und der Verträglichkeit können uns perspektivisch die laufenden klinischen Studien und das globale HPP-Register (NCT02306720) wertvolle Informationen liefern. Jenseits der positiven Effekte auf den Knochen und potentielle günstige off-target-Effekte verbleiben bei Patienten unter Enzymersatztherapie weitere therapiebedürftige Probleme, welche eine interdisziplinäre, multimodale, symptomatische Betreuung erfordern.

Die Hypophosphatasie wird klinisch manifest durch ein äußerst breites Spektrum an Symptomen und Problemen, der Schweregrad der Erkrankung reicht von sehr mild bis lebensbedrohlich. Hier wird es in Zukunft wichtig sein, unter respektvoller und abgewogener Berücksichtigung individueller Faktoren der "*burden of disease*" die im Gesetz vorgeschriebene Abwägung des verantwortlichen Umgangs mit ökonomischen Aspekten in der Gesundheitsversorgung in Einklang zu bringen (individuelle Nutzen-Risiko-Abwägung).

9.8. Multimodales Management

Sportliche Betätigungen (z.B. Radfahren und Schwimmen) sowie Krankengymnastik zum Aufbau einer stabilen Muskulatur zur Stützung des Skeletts sind grundsätzlich sinnvoll, insbesondere im Kindesalter, wenn sich der Bewegungsapparat noch im Aufbau befindet. Ein knochenaufbauender Effekt durch gezielte körperliche Tätigkeit konnte bislang bei der HPP nicht systematisch nachgewiesen werden. Auf diese Weise scheint es jedoch möglich, die Symptome und den Verlauf der Krankheit positiv zu beeinflussen, wobei der Erhaltung der körperlichen Funktionsfähigkeit größte Bedeutung beizumessen ist. Die Erfahrungen mit der entzündungshemmenden und auch Enzymersatztherapie zeigen, dass ein relevantes Segment der motorischen Störungen wohl muskuläre Ursachen hat, wobei man dies derzeit zellbiologisch/biochemisch nicht abschließend erklären kann. Insofern ist aber pragmatisch davon auszugehen, dass es Sinn macht, die muskuläre Leistungsfähigkeit mit Trainingsmaßnahmen möglichst lange zu erhalten.

Gerade bei schwer betroffenen Patienten mit relevanten skelettalen Manifestationen erfordern die Deformierungen und Achsabweichungen (Wirbelsäule, Beine, Füße) sowie die Residuen stattgehabter Frakturen bei gleichzeitiger muskulärer Schwäche eine kompetente orthopädietechnische Begleitung. Eine sinnvolle Ausschöpfung des noch gegebenen Korrekturpotentials im Wachstumsalter kann helfen, spätere operative Eingriffe und Spätschäden einer Deformierung zu vermeiden. Weiterhin können supportive orthopädietechnische Maßnahmen helfen, in jedem Alter funktionelle Einschränkungen so gering wie möglich zu halten und damit zur bestmöglichsten Lebensqualität beizutragen (Seefried et al., 2020b).

Bei der im Kindesalter häufig beobachteten motorischen Entwicklungsverzögerung ist eine Anbindung an eine heimatnahe "Frühförderstelle", idealerweise ein Sozialpädiatrisches Zentrum sinnvoll, insbesondere zur frühzeitigen Einleitung unterstützender Beratungs- und Therapiemaßnahmen.

Bei schweren Krankheitsverläufen sind Stöße und Stürze dringend zu vermeiden, da hieraus Frakturen resultieren können, deren Heilung oftmals langwierig und deren Therapie meist schwierig ist. Sowohl ein operatives als auch ein konservatives Vorgehen sollte in einem in der Betreuung von HPP-Patienten erfahrenen Zentrum multidisziplinär organisiert werden. Weiterhin erscheint eine enge Anbindung betroffener Familien an ein entsprechendes Zentrum sowie die Kontaktherstellung zur Selbsthilfeorganisation dauerhaft sinnvoll.

9.9. Literatur

Abbracchio, M.P., Burnstock, G., Verkhratsky, A., and Zimmermann, H. (2009). Purinergic signalling in the nervous system: an overview. Trends Neurosci *32*, 19-29.

Atar, M., and Korperich, E.J. (2010). Systemic disorders and their influence on the development of dental hard tissues: a literature review. J Dent *38*, 296-306.

Baumgartner, S., Imfeld, T., Schicht, O., Rath, C., Persson, R.E., and Persson, G.R. (2009). The impact of the stone age diet on gingival conditions in the absence of oral hygiene. J Periodontol *80*, 759-768.

Beck, C., Morbach, H., Richl, P., Stenzel, M., and Girschick, H.J. (2009a). How can calcium pyrophosphate crystals induce inflammation in hypophosphatasia or chronic inflammatory joint diseases? Rheumatol Int *29*, 229-238.

Beck, C., Morbach, H., Stenzel, M., Schneider, P., Collmann, H., Girschick, G., and Girschick, H.J. (2009b). [Hypophosphatasia]. Klin Padiatr *221*, 219-226.

Bekes, K. (2016). Frühzeitiger Milchzahnverlust und Lückenhalter in der Kinderzahnheilkunde. Plaque N Care *10*, 18-21.

Bianchi, M.L., Bishop, N.J., Guañabens, N., Hofmann, C., Jakob, F., Roux, C., and Zillikens, M.C.; Rare Bone Disease Action Group of the European Calcified Tissue Society (2020). Hypophosphatasia in adolescents and adults: overview of diagnosis and treatment. Osteoporos Int *31(8)*, 1445-1460.

Burnstock, G., Krugel, U., Abbracchio, M.P., and Illes, P. (2011). Purinergic signalling: from normal behaviour to pathological brain function. Prog Neurobiol *95*, 229-274.

Cahill, R.A., Wenkert, D., Perlman, S.A., Steele, A., Coburn, S.P., McAlister, W.H., Mumm, S., and Whyte, M.P. (2007). Infantile hypophosphatasia: transplantation therapy trial using bone fragments and cultured osteoblasts. J Clin Endocrinol Metab *92*, 2923-2930.

Camacho, P.M., Painter, S., and Kadanoff, R. (2008). Treatment of adult hypophosphatasia with teriparatide. Endocr Pract *14*, 204-208.

Collmann, H., Mornet, E., Gattenlohner, S., Beck, C., and Girschick, H. (2009). Neurosurgical aspects of childhood hypophosphatasia. Childs Nerv Syst *25*, 217-223.

Deeb, A.A., Bruce, S.N., Morris, A.A., and Cheetham, T.D. (2000). Infantile hypophosphatasia: disappointing results of treatment. Acta Paediatr *89*, 730-733.

Deitz, J.C., Kartin, D., and Kopp, K. (2007). Review of the Bruininks-Oseretsky Test of Motor Proficiency, Second Edition (BOT-2). Phys Occup Ther Pediatr *27*, 87-102.

Di Rocco, F., Baujat, G., Cormier-Daire, V., et al. (2017). Craniosynostosis and hypophosphatasia. Arch Pediatr *24(5s2)*, 5s89-5s92.

European Academy of Paediatric Dentistry. (2009). Guidelines on the use of fluoride in children: an EAPD policy document. Eur Arch Paediatr Dent *10*, 129-135.

Fachinformation Strensiq®, S.D.

Foster, B.L., Nagatomo, K.J., Nociti, F.H., Jr., Fong, H., Dunn, D., Tran, A.B., Wang, W., Narisawa, S., Millan, J.L., and Somerman, M.J. (2012). Central role of pyrophosphate in acellular cementum formation. PLoS One *7*, e38393.

Foster, B.L., Nagatomo, K.J., Tso, H.W., Tran, A.B., Nociti, F.H. Jr,, Narisawa, S., Yadav, M.C., McKee, M.D., Millán, J.I., and Somerman, M.J. (2013). Tooth root dentin mineralization defects in a mouse model of hypophosphatasia. J Bone Miner Res *28*, 271-282.

Genest, F., and Seefried, L. (2018). Klinischer Stellenwert des Serum-Magnesiumwertes und der Supplementation bei Hypophosphatasie. Osteologie *27*, A48–A49.

Genest, F., Claußen, L., Rak, D., and Seefried, L. (2020a). Bone mineral density and fracture risk in adult patients with hypophosphatasia. Osteoporos Int Sep 2. doi: 10.1007/s00198-020-05612-9. Online ahead of print.

Genest, F., Rak, D., Petryk, A., and Seefried, L. (2020b). Physical Function and Health-Related Quality of Life in Adults Treated With Asfotase Alfa for Pediatric-Onset Hypophosphatasia. JBMR Plus *4(9)*, e10395.

Girschick, H.J., Huppertz, H.I., Harmsen, D., Krauspe, R., Muller-Hermelink, H.K., and Papadopoulos, T. (1999). Chronic recurrent multifocal osteomyelitis in children: diagnostic value of histopathology and microbial testing. Hum Pathol *30*, 59-65.

Girschick, H.J., Schneider, P., Haubitz, I., Hiort, O., Collmann, H., Beer, M., Shin, Y.S., and Seyberth, H.W. (2006). Effective NSAID treatment indicates that hyperprostaglandinism is affecting the clinical severity of childhood hypophosphatasia. Orphanet J Rare Dis *1*, 24.

Harks, I., Koch, R., Eickholz, P., Hoffmann, T., Kim, T.S., Kocher, T., Meyle, J., Kaner, D., Schlagenhauf, U., Doering, S., Holtfreter, B., Gravemeier, M., Harmsen, D., and Ehmke, B. (2015). Is progression of periodontitis relevantly influenced by systemic antibiotics? A clinical randomized trial. J Clin Periodontol *42*, 832-842.

Hofmann, C., Girschick, H., Mentrup, B., Graser, S., Seefried, S., Liese, J., and Jakob, F. (2013). Clinical aspects of hypophosphatasia: an update. Clin Rev Bone Miner Metab *11*, 60-70.

Hofmann, C., Seefried, L., and Jakob, F. (2016). Asfotase alfa: enzyme replacement therapy for the treatment of bone disease in hypophosphatasia. Drugs of Today *52*, 1-16.

Hofmann, C.E., Harmatz, P., Vockley, J., et al. (2019). Efficacy and safety of asfotase alfa in infants and young children with hypophosphatasia: a phase 2 open-label study. J Clin Endocrinol Metab *104(7)*, 2735-2747.

Hu, J.C., Plaetke, R., Mornet, E., Zhang, C., Sun, X., Thomas, H.F., and Simmer, J.P. (2000). Characterization of a family with dominant hypophosphatasia. Eur J Oral Sci *108*, 189-194.

Kishnani, P.S., Madson, K.L., Whyte, M.P., Gayron, M., Fujita, K., and Rockman-Greenberg, C. (2016a). Biochemical and Physical Function Outcomes in Adolescents and Adults with Hypophosphatasia Treated with Asfotase Alfa for up to 4 Years: Interim Results from a Phase II Study. Abstract OR263. Endocrine Society's 98th Annual Meeting and Expo, April 1-4, 2016, Boston.

Kishnani, P.S., Rockman-Greenberg, C., Madson, K.L., Gayron, M., Iloeje, U., and Whyte, M.P. (2016b). Ambulatory performance in adolescents and adults with hypophosphatasia treated with asfotase alfa: data from a phase II, randomized, dose-ranging, open-label, multi-center study. Abstract P003. J Inherit Metab Dis *39*, (Suppl 1):S35–S284.

Kishnani, P.S., Rockman-Greenberg, C., Rauch, F., et al. (2019). Five-year efficacy and safety of asfotase alfa therapy for adults and adolescents with hypophosphatasia. Bone *121*, 149-162.

Kishnani, P.S., Rush, E.T., Arundel, P., Bishop, N., Dahir, K., Fraser, W., Harmatz, P., Linglart, A., Munns, C.F., Nunes, M.E., Saal, H.M., Seefried, L., and Ozono, K. (2017). Monitoring guidance for patients with hypophosphatasia treated with asfotase alfa. Mol Genet Metab *122(1-2)*, 4-17.

Klidaras, P., Severt, J., Aggers, D., Payne, J., Miller, P.D., and Ing, S.W. (2018). Fracture Healing in Two Adult Patients With Hypophosphatasia After Asfotase Alfa Therapy. JBMR Plus *2(5)*, 304-307.

Kuehn, K., Hahn, A., and Seefried, L. (2020). Mineral intake and clinical symptoms in adult patients with Hypophosphatasia. J Clin Endocrinol Metab *105*, dgaa324.

Kumar, A., Masamatti, S.S., and Virdi, M.S. (2012). Periodontal diseases in children and adolescents: a clinician's perspective part 2. Dent Update *39*, 639-642, 645-646, 649-652.

Lamont, R.J., and Hajishengallis, G. (2015). Polymicrobial synergy and dysbiosis in inflammatory disease. Trends Mol Med *21*, 172-183.

Listgarten, M.A., and Houpt, M. (1969). Ultrastructural features of the root surface of deciduous teeth in patients with hypophosphatasia. J Periodontal Res Suppl, 34-35.

Lynch, C.D., Ziada, H.M., Buckley, L.A., O'Sullivan, V.R., Aherne, T., and Aherne, S. (2009). Prosthodontic rehabilitation of hypophosphatasia using dental implants: a review of the literature and two case reports. J Oral Rehabil *36*, 462-468.

McKee, M.D., Nakano, Y., Masica, D.L., Gray, J.J., Lemire, I., Heft, R., Whyte, M.P., Crine, P., and Millán, J.L. (2011). Enzyme replacement therapy prevents dental defects in a model of hypophosphatasia. J Dent Res *90*, 470-476.

Mentrup, B., Marschall, C., Barvencik, F., Amling, M., Plendl, H., Jakob, F., and Beck, C. (2011). Functional characterization of a novel mutation localized in the start codon of the tissue-nonspecific alkaline phosphatase gene. Bone *48*, 1401-1408.

Millán, J.L., Narisawa, S., Lemire, I., Loisel, T.P., Boileau, G., Leonard, P., Gramatikova, S., Terkeltaub, R., Camacho, N.P., McKee, M.D., Crine, P., and Whyte, M.P. (2008). Enzyme replacement therapy for murine hypophosphatasia. J Bone Miner Res *23*, 777-787.

Moynihan, P. (2016). Sugars and Dental Caries: Evidence for Setting a Recommended Threshold for Intake. Adv Nutr *7*, 149-156.

Nociti, F.H., Jr., Casati, M.Z., and Duarte, P.M. (2015). Current perspective of the impact of smoking on the progression and treatment of periodontitis. Periodontol 2000 *67*, 187-210.

Oh, T.J., Eber, R., and Wang, H.L. (2002). Periodontal diseases in the child and adolescent. J Clin Periodontol *29*, 400-410.

Remde, H., Cooper, M.S., and Quinkler, M. (2017). Successful Asfotase Alfa Treatment in an Adult Dialysis Patient With Childhood-Onset Hypophosphatasia. J Endocr Soc *1(9)*, 1188-1193.

Schmidt, T., Rolvien, T., Linke, C., Jandl, N.M., Oheim, R., Amling, M., and Barvencik, F. (2019). Outcome of Teriparatide Treatment on Fracture Healing Complications and Symptomatic Bone Marrow Edema in Four Adult Patients With Hypophosphatasia. JBMR Plus *3(8)*, e10215.

Seefried, L., Baumann, J., Hemsley, S., et al. (2017). Efficacy of anti-sclerostin monoclonal antibody BPS804 in adult patients with hypophosphatasia. J Clin Invest *127(6)*, 2148–2158.

Seefried, L., Dahir, K., Petryk, A. et al. (2020a). Burden of Illness in Adults with Hypophosphatasia: Data from the Global Hypophosphatasia Patient Registry. J Bone Miner Res. doi: 10.1002/jbmr.4130.

Seefried, L., Genest, F., Kornak, U., Semler, O., Barvencik, F., and Hofmann, C. (2020b). Therapie der Hypophosphatasie. Osteologe *29*, 1-9.

Sowa, N.A., Taylor-Blake, B., and Zylka, M.J. (2010). Ecto-5'-nucleotidase (CD73) inhibits nociception by hydrolyzing AMP to adenosine in nociceptive circuits. J Neurosci *30*, 2235-2244.

Suvan, J.E., Petrie, A., Nibali, L., Darbar, U., Rakmanee, T., Donos, N., and D'Aiuto, F. (2015). Association between overweight/obesity and increased risk of periodontitis. J Clin Periodontol. doi:10.1111/jcpe.12421.

Taylor, J.J., Preshaw, P.M., and Lalla, E. (2013). A review of the evidence for pathogenic mechanisms that may link periodontitis and diabetes. J Clin Periodontol *40* Suppl 14, S113-134.

Thacher, T.D., Fischer, P.R., Pettifor, J.M., Lawson, J.O., Manaster, B.J., Reading, and J.C. (2000). Radiographic scoring method for the assessment of the severity of nutritional rickets. J Trop Pediatr *46*, 132-139.

Vogt, M., Girschick, H., Schweitzer, T., Benoit, C., Holl-Wieden, A., Seefried, L., Jakob, F., and Hofmann, C. (2020). Pediatric hypophosphatasia: lessons learned from a retrospective single-center chart review of 50 children. Orphanet J Rare Dis *15(1)*, 212.

Watanabe, H., Hashimoto-Uoshima, M., Goseki-Sone, M., Orimo, H., and Ishikawa, I. (2001). A novel point mutation (C571T) in the tissue-non-specific alkaline phosphatase gene in a case of adult-type hypophosphatasia. Oral Dis *7*, 331-335.

Watanabe, H., Umeda, M., Seki, T., and Ishikawa, I. (1993). Clinical and laboratory studies of severe periodontal disease in an adolescent associated with hypophosphatasia. A case report. J Periodontol *64*, 174-180.

Whyte, M.P. (2010). Physiological role of alkaline phosphatase explored in hypophosphatasia. Ann N Y Acad Sci *1192*, 190-200.

Whyte, M.P., Greenberg, C.R., Salman, N.J., Bober, M.B., McAlister, W.H., Wenkert, D., Van Sickle, B.J., Simmons, J.H., Edgar, T.S., Bauer, M.L., *et al.* (2012). Enzyme-replacement therapy in life-threatening hypophosphatasia. N Engl J Med *366*, 904-913.

Whyte, M.P., Kurtzberg, J., McAlister, W.H., Mumm, S., Podgornik, M.N., Coburn, S.P., Ryan, L.M., Miller, C.R., Gottesman, G.S., Smith, A.K., *et al.* (2003). Marrow cell transplantation for infantile hypophosphatasia. J Bone Miner Res *18*, 624-636.

Whyte, M.P., Madson, K.L., Phillips, D., Reeves, A.L., McAlister, W.H., Yakimoski, A., Mack, K.E., Hamilton, K., Kagan, K., Fujita, K.P., Thompson, D.D., Moseley, S., Odrljin, T., and Rockman-Greenberg, C. (2016a). Asfotase alfa therapy for children with hypophosphatasia. JCI Insight *16*, 1(9):e85971.

Whyte, M.P., McAlister, W.H., Patton, L.S., Magill, H.L., Fallon, M.D., Lorentz, W.B., Jr., and Herrod, H.G. (1984). Enzyme replacement therapy for infantile hypophosphatasia attempted by intravenous infusions of alkaline phosphatase-rich Paget plasma: results in three additional patients. J Pediatr *105*, 926-933.

Whyte, M.P., Mumm, S., and Deal, C. (2007). Adult hypophosphatasia treated with teriparatide. J Clin Endocrinol Metab *92*, 1203-1208.

Whyte, M.P., Rockman-Greenberg, C., Ozono, K., Riese, R., Moseley, S., Melian, A., Thompson, D.D., Bishop, N., and Hofmann, C. (2016b). Asfotase Alfa Treatment Improves Survival for Perinatal and Infantile Hypophosphatasia. J Clin Endocrinol Metab *101*, 334-342.

Whyte, M.P., Valdes, R., Jr., Ryan, L.M., and McAlister, W.H. (1982). Infantile hypophosphatasia: enzyme replacement therapy by intravenous infusion of alkaline phosphatase-rich plasma from patients with Paget bone disease. J Pediatr *101*, 379-386.

Whyte, M.P., Simmons, J.H., Moseley, S., et al. (2019a). Asfotase alfa for infants and young children with hypophosphatasia: 7 year outcomes of a single-arm, open-label, phase 2 extension trial [with Supplementary Appendix]. Lancet Diabetes Endocrinol *7(2)*, 93-105.

Whyte, M.P., McAlister, W.H., Mumm, S., and Bierhals, A.J. (2019b). No vascular calcification on cardiac computed tomography spanning asfotase alfa treatment for an elderly woman with hypophosphatasia. Bone *122*, 231-236.

Yadav, M.C., de Oliveira, R.C., Foster, B.L., Fong, H., Cory, E., Narisawa, S., Sah, R.L., Somerman, M., Whyte, M.P., and Millan, J.L. (2012). Enzyme replacement prevents enamel defects in hypophosphatasia mice. J Bone Miner Res *27*, 1722-1734.

10. Operative Therapie

Jegliche chirurgischen Maßnahmen im Bereich des Bewegungsapparates sollten bei HPP-Patienten stets im Bewusstsein der zu Grunde liegenden Stoffwechselstörung indiziert und geplant werden. Im Zweifel ist es sinnvoll, planbare Eingriffe vorzugsweise an einem Zentrum mit entsprechender Erfahrung sowohl hinsichtlich der operativen als auch der metabolischen Besonderheiten der Erkrankung durchzuführen. Dies umso mehr, als in der Regel eine präoperative Evaluation und Optimierung der Stoffwechselsituation und ein darauf abgestimmtes chirurgisches Vorgehen sinnvoll erscheinen.

10.1. Frakturen

Das Auftreten von Frakturen ganz allgemein, speziell aber von sogenannten Pseudofrakturen bzw. Looserschen Umbauzonen oder auch Insuffizienz-/Ermüdungsfrakturen gehört zu den typischen Skelettmanifestationen der Hypophosphatasie. Die knöcherne Konsolidierung verläuft dabei oftmals deutlich verzögert. Grundsätzlich können die Frakturen alle Skelettabschnitte betreffen, wobei es doch gewisse prädisponierte Bereiche gibt. Insbesondere die Pseudofrakturen treten gehäuft im Bereich des Femur auf, daneben aber auch im Bereich der Mittelfüße, seltener an der Tibia oder den oberen Extremitäten. Wichtig ist zu verstehen, dass bei Looserschen Umbauzonen bzw. Pseudofrakturen trotz der röntgenmorphologischen Unterbrechung des Corticalis-Verlaufs keine tatsächliche Diskontinuität vorliegt, sondern nur eine fokale Demineralisierung. Entsprechend ist hier auch nicht mit einer Heilung im Sinne einer Kallusformation zu rechnen. Therapeutisch entscheidend ist insofern die Frage, ob eine Remineralisierung erreicht werden kann oder es bei fortschreitender Demineralisierung schließlich zu einer Verschiebung mit sekundärer Kontinuitätsunterbrechung der zunehmend nur noch weichteilig verbundenen Knochenenden kommt.

Darüber hinaus gelten bzgl. der Frage einer operativen vs. konservativen Frakturversorgung die generellen Therapieentscheidungskriterien auch für HPP-Patienten, wobei die angesprochene, mutmaßlich eher verlängerte Heilungszeit sowie die kompromittierten Materialeigenschaften des Knochens mit berücksichtigt werden müssen. Grundsätzlich ist vor allem intraoperativ bei jedem Eingriff zu entsprechender Umsicht geraten und alle Beteiligten sollten entsprechend instruiert werden, da angesichts der systemischen Skelettproblematik auch bei Umlagerungsmanövern ein erhöhtes Frakturrisiko besteht. Zielsetzung der Versorgung ist eine suffiziente Stabilisierung bei gleichzeitigem Erhalt der von Natur aus bereits eingeschränkten biologischen Heilungskapazität. Bei der Implantatwahl sollten daher bei geeigneter Lokalisation, beispielsweise bei Frakturen der langen Röhrenknochen oder bei notwendigen Korrekturosteotomien, in Analogie zu den Versorgungsprinzipien bei Osteogenesis imperfecta (Esposito and Plotkin, 2008) intramedulläre Kraftträger gegenüber Platten und Schrauben bevorzugt werden. Eine Schwächung des Knochens senkrecht zur Belastungsachse durch Schrauben oder Platten ist als potentielle Sollbruchstelle zu werten und sollte bei HPP-Patienten vermieden werden. Dies gilt sowohl bei in-situ befindlicher Schraube als auch noch vielmehr nach Entfernung derselben. Bei der Wahl des Osteosyntheseverfahrens ist auch die in der Regel verlängerte Zeit bis zu einer Konsolidierung und damit verbunden die längere und stärkere mechanische Belastung des Implantats zu berücksichtigen. In der Regel sollten bei HPP Implantate daher möglichst schon initial in dem Bewusstsein eines dauerhaften Verbleibs eingebracht werden und eine Entfernung nur in Betracht gezogen werden, wenn dies medizinisch klar erforderlich ist. Im Einzelfall muss aber selbst bei konsolidierter Fraktur die Notwendigkeit einer erneuten Osteosynthese zur Prävention einer Refraktur kritisch geprüft und das entfernte Implantat ggf. in gleicher Sitzung ersetzt anstatt entfernt werden (Coe et al., 1986). Speziell bei den nicht seltenen subtrochantären bzw. diaphysären sog. Pseudofrakturen femoral ist eine konservative Behandlung grundsätzlich denkbar, wenn keine unmittelbare Gefahr für eine sekundäre Dislokation besteht und es gelingt, medikamentös eine Umbauaktivität mit Remineralisierung im betroffenen Knochenabschnitt zu erreichen. Kasuistisch wurde dies für eine Behandlung mit Teriparatid beschrieben (Schalin-Jantti et al., 2010), wobei man inzwischen hierfür mit der Enzymersatztherapie eine deutlich bessere und spezifischere Optione zur Verfügung hat, für die eine solche Remineralisierung bereits auch wiederholt beschrieben wurde (Klidaras et al., JBMR plus 2018; Stürznickel et al., Bone 2021). Bei ausbleibender Konsolidierung bzw. Progress bis hin zu einer vollständigen Kontinuitätsunterbrechung, ebenso wie bei symptomatischen Pseudofrakturen, ist aber eine frühzeitige operative Stabilisierung indiziert (Anderton, 1979; Coe et al., 1986).

10.2. Endoprothetik

Nicht selten findet man bei HPP verhältnismäßig frühzeitig fortgeschrittene arthrotische Veränderungen insbesondere der lasttragenden großen Gelenke der unteren Extremität. Dabei sind es einerseits Langzeitschäden durch die Deformitäten mit unphysiologischer Belastungssituation sowie andererseits mutmaßliche Folgen inflammatorischer Gelenkprozesse, die in der Konsequenz einen entsprechenden Gelenkverschleiß mit der Notwendigkeit einer endoprothetischen Versorgung nach sich ziehen. Indikationsstellung, Planung und chirurgisches Vorgehen bei der endoprothetischen Versorgung von Hypophosphatasie-Patienten folgen grundsätzlich der in diesem Kontext etablierten Vorgehensweise.

Der erste wichtige Schritt ist dabei, bei den erwachsenen Patienten eine Hypophosphatasie überhaupt erst zu erkennen und präoperativ abzuklären sowie sich durch entsprechende Laboruntersuchungen und DXA einen Eindruck von der Knochenqualität zu machen. In der Zusammenschau mit Erfahrungswerten erlaubt dies eine orientierende Einschätzung der zu erwartenden Knochenqualität. Erfahrungsgemäß ist nicht in jedem Fall eine zementierte Verankerung des Implantats erforderlich und es kann gerade bei den jüngeren Patienten mit verhältnismäßig guter Knochensubstanz und relevanter residueller AP-Aktivität etwa an der Hüfte gerade im Bereich der Pfanne eine gute Pressfit-Verankerung und Einheilung des Implantats erzielt werden (☞ Abb. 10.1). Am Knie kann sich im Einzelfall im Zuge der erforderlichen Korrektur der vorbestehenden Achsabweichungen bereits bei der Erstversorgung die Notwendigkeit für ein achsgeführtes Implantat ergeben. Daten über die langfristige Prognose und die Standzeiten von Endoprothesen bei HPP-Patienten liegen nicht vor. Es soll an dieser Stelle aber noch einmal erwähnt werden, dass eine im Zusammenhang mit schwierigen knöchernen Verhältnissen zur Verbesserung der Standzeit immer wieder diskutierte Behandlung mit Bisphosphonaten im Falle der Hypophosphatasie nach aktueller Datenlage keine sinnvolle Option darstellt und aus pathophysiologischen Erwägungen als relativ kontraindiziert zu werten ist.

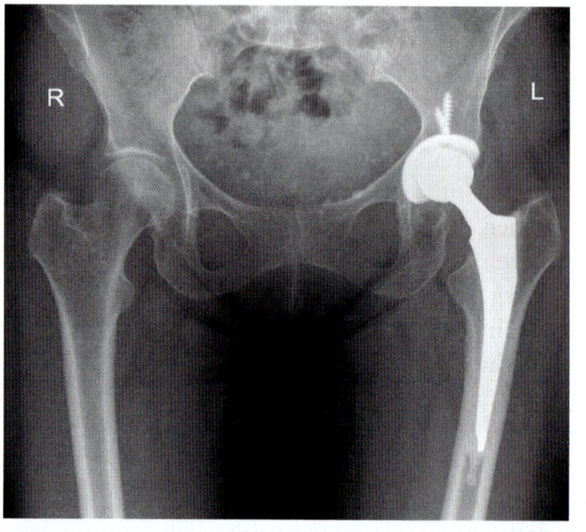

Abb. 10.1: Totalendoprothese der Hüfte links bei Hypophosphatasie mit zementfreier Pressfit-Verankerung der Pfanne und zementiertem Schaft.

Bei auftretender Lockerung und erforderlichem Wechsel einer Endoprothese gelten ebenfalls die üblichen Maßgaben der Wechselendoprothetik. In Kenntnis der Pathophysiologie mit gerade im wenig umbauaktiven diaphysären Bereich kritischen Voraussetzungen erscheint es aber durchaus sinnvoll, in diesem Fall zunächst die Optionen einer metaphysären Verankerung zu prüfen. Optional kann dies bei defizienter Knochensubstanz, aber noch erhaltener oder rekonstruierbarer Kontinuität auch unter Anwendung der *Impaction Bone Grafting* Technik erfolgen. Nach Bereinigung des Implantatlagers von Debris erfolgt dabei eine Augmentation des Defektes durch stufenweise Impaktierung von gewaschenen, in der Regel allogenen Knochenchips zur Schaffung eines belastbaren spongiösen Lagers, in das dann das Implantat einzementiert wird (Slooff et al., 1996). Eigene Erfahrungen mit dieser Technik bei HPP sind durchaus ermutigend.

Bei erforderlicher diaphysärer Verankerung spricht wegen der metabolischen Verhältnisse vieles dafür, eine zementierte Verankerung anzustreben, um eine stabile Situation weitgehend unabhängig von den biologischen Rahmenbedingungen zu erzielen. Cerclagen sollten mit Blick auf die ohnehin reduzierte Umbauaktivität des Knochens zurückhaltend gesetzt werden, um zu vermeiden, dass durch die Entwicklung einer adynamen und areaktiven Stoffwechselsituation das knöcherne Implantatlager mittelfristig versagt.

10.3. Korrektureingriffe

Bei Kindern sind chirurgische Maßnahmen insbesondere bei progredienten und durch konservative, wachstumslenkende Maßnahmen nicht suffizient beeinflussbaren Deformierungen und Asymmetrien angezeigt. Dies betrifft insbesondere die unteren Extremitäten aufgrund des hier unmittelbar gegebenen Zusammenhangs mit der Frage der Gehfähigkeit. So finden sich bei Hypophosphatasie bedingt durch die Formations- und Mineralisationsstörung nicht selten Abweichungen der Beinachsen, charakteristischerweise im Sinne einer Valgus-Deformität (Knock-Knees), seltener als Varus- oder Windschlag-Deformität. Es gibt keine belastbare Datenbasis, die nahe legen würde, dass sich das therapeutische Vorgehen in einer solchen Situation bei HPP grundsätzlich vom Vorgehen bei Patienten mit entsprechenden Achsabweichungen im Kontext anderer Erkrankungen unterscheiden sollte. Zu berücksichtigen ist allerdings der Umstand, dass im Falle einer Osteotomie für die knöcherne Konsolidierung mit einem prolongierten Verlauf auszugehen ist. Umso bedeutsamer ist es, gerade bei HPP-Patienten das Potential wachstumslenkender Behandlungen auszuschöpfen. Dies umfasst neben dem gerade bei noch kleinen Kindern unter Umständen hilfreichen Einsatz von Orthesen insbesondere am Kniegelenk die Option gering-invasiver Eingriffe wie beispielsweise eine temporäre (Hemi-)Epiphyseodese bei noch nicht abgeschlossenem Wachstum, d.h. einer (einseitigen) Blockierung der Wachstumsfuge, zur Achs- oder Längenkorrektur. Prinzipiell besteht bei diesen Verfahren stets eine gewisse Unsicherheit über die Prognose des noch verbleibenden Wachstums als Grundlage für die Einschätzung der erzielbaren Korrektur. Folglich ist die adäquate zeitliche Planung eines solchen Eingriffs entscheidend über den Erfolg dieser Maßnahmen. Eine Darstellung der verschiedenen Techniken und der jeweiligen Vor- und Nachteile würde den Rahmen dieses Kapitels sprengen und es sei hierzu auf entsprechende Übersichtsarbeiten verwiesen (Ghanem et al., 2011), zumal bislang keine Daten zur Anwendung der einzelnen Techniken im Kontext der Hypophosphatasie publiziert sind.

Ähnliches gilt für die Durchführung von Korrekturosteotomien. Auch hier liegen bislang keine strukturierten Arbeiten zur Anwendung einzelner Techniken bei Hypophosphatasie vor. Orientieren kann man sich an den Erkenntnissen zu entsprechenden Eingriffen bei Osteogenesis imperfecta (OI) (Esposito and Plotkin, 2008), wobei anzumerken ist, dass die Konsolidierung bei OI in der Regel in einem normalen zeitlichen Fenster abläuft. Bei der HPP ist erfahrungsgemäß mit einer verzögerten und erschwerten Durchbauung und Konsolidierung zu rechnen (ca. doppelt so lange), so dass entsprechende Maßnahmen eher defensiv und nur nach sehr sorgfältiger Abwägung indiziert werden sollten. Wichtig ist in jedem Fall eine sorgfältige präoperative Evaluation des Krankheitsstatus und die Schaffung optimaler Voraussetzungen mit ggf. supportiver medikamentöser Behandlung. Aus biomechanischen Erwägungen unter Berücksichtigung unserer Erfahrung mit der Konsistenz des Knochens bei HPP ist dringend zur Verwendung intramedullärer und stabiler Kraftträger zu raten. Der Einsatz extramedullärer oder dynamischer Systeme ist zumindest auf empirischer Grundlage bei HPP im diaphysären Bereich kritisch zu bewerten.

10.4. Weichteileingriffe

Die unter dem Aspekt der Pathophysiologie beschriebene Ausfällung von CPPD-Kristallen kann wie auch bei anderen Erkrankungen klinisch im Einzelfall relevante Beschwerden verursachen. Da die assoziierten Gelenkbeschwerden denen bei der Formation von Harnsäurekristallen ähneln, wird in diesem Kontext in der Regel von einer sog. Pseudo-Gicht gesprochen (Jones et al., 1992). Ablagerungen von Calciumpyrophosphat im Knorpelgewebe, insbesondere im Faserknorpel der Menisken, können zu einer klinisch relevanten Chondrokalzinose führen. Die damit assoziierte klinische Symptomatik mit teils starker entzündlicher Schmerzhaftigkeit kann erfahrungsgemäß arthroskopisch durch ein Debridement und eine bedarfsadaptierte partielle Synovektomie sowie erforderlichenfalls eine (sparsame) Resektion irreversibel geschädigter Meniskusanteile gebessert werden (☞ Abb. 10.2). Unspezifische periartikuläre Verkalkungen sollten zunächst konservativ adressiert werden. Nur bei starkem Leidensdruck und umschriebener Kalzifikation kann im Einzelfall eine chirurgische Resektion des verhärteten, mineralisierten Gewebeblockes in Betracht gezogen werden (Iida et al., 2012). Verkalkungen in Sehnenstrukturen entstehen insbesondere im Bereich der Rotatorenmanschette und der Achillessehne. Bei unzureichender Besserung trotz konservativer Behandlung kann auch hier im Einzelfall ein Debridement mit Ausräumung des Kalkdepots erforderlich sein.

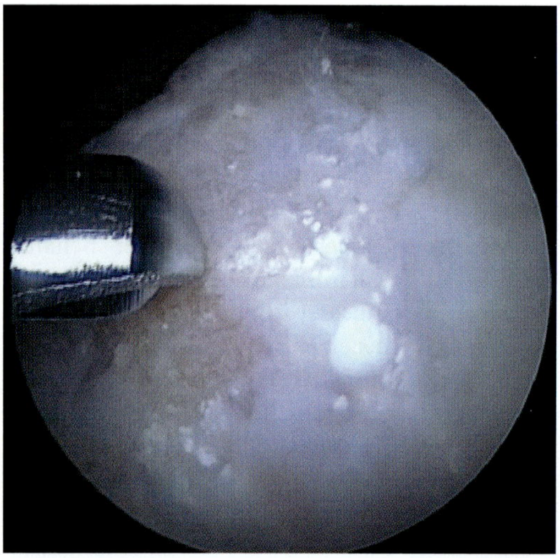

Abb. 10.2: Intraoperativer Befund bei Chondrokalzinose des Kniegelenks.

10.5. Literatur

Anderton, J. M. (1979). Orthopaedic problems in adult hypophosphatasia: a report of two cases. J Bone Joint Surg Br *61*, 82-84.

Coe, J.D., Murphy, W.A., and Whyte, M.P. (1986). Management of femoral fractures and pseudofractures in adult hypophosphatasia. J Bone Joint Surg Am *68*, 981-990.

Esposito, P., and Plotkin, H. (2008). Surgical treatment of osteogenesis imperfecta: current concepts. Curr Opin Pediatr *20*, 52-57.

Ghanem, I., Karam, J.A., and Widmann, R.F. (2011). Surgical epiphysiodesis indications and techniques: update. Curr Opin Pediatr *23*, 53-59.

Iida, K., Fukushi, J., Fujiwara, T., Oda, Y., and Iwamoto, Y. (2012). Adult hypophosphatasia with painful periarticular calcification treated with surgical resection. J Bone Miner Metab *30*, 722-725.

Jones, A.C., Chuck, A.J., Arie, E.A., Green, D.J., and Doherty, M. (1992). Diseases associated with calcium pyrophosphate deposition disease. Semin Arthritis Rheum *22*, 188-202.

Klidaras, P., Severt, J., Aggers, D., Payne, J., Miller, P.D., and Ing, S.W. (2018). Fracture Healing in Two Adult Patients With Hypophosphatasia After Asfotase Alfa Therapy. JBMR Plus *2(5)*, 304-307.

Schalin-Jantti, C., Mornet, E., Lamminen, A., and Valimaki, M.J. (2010). Parathyroid hormone treatment improves pain and fracture healing in adult hypophosphatasia. J Clin Endocrinol Metab *95*, 5174-5179.

Slooff, T.J., Buma, P., Schreurs, B.W., Schimmel, J.W., Huiskes, R., and Gardeniers, J. (1996). Acetabular and femoral reconstruction with impacted graft and cement. Clin Orthop Relat Res (*324*): 108-115.

Stürznickel, J., Schmidt, F.N., von Vopelius, E., Delsmann, M.M., Schmidt, C., Jandl, N.M., Oheim, R., Barvencik, F. (2021). Bone healing and reactivation of remodeling under asfotase alfa therapy in adult patients with pediatric-onset hypophosphatasia. Bone *143*, 115794.

11. Forschung und Ausblick

11.1. Funktionen der TNAP in extraossären Geweben

Erkenntnisgewinn zur gewebespezifischen Rolle der TNAP

Die Hypophosphatasie (HPP) war zu Beginn ihrer molekularbiologischen Aufklärung als eine reine Knochenerkrankung betrachtet worden. Die Aufmerksamkeit für die HPP und damit auch für die Erforschung der multiplen Funktionen der gewebeunspezifischen Alkalischen Phosphatase (TNAP) hat in den letzten Jahren eine bemerkenswerte Entwicklung durchlaufen. Entsprechend wurden im Jahr 2020 fast 90 Artikel zur HPP in Fachjournalen veröffentlicht, was für eine seltene Erkrankung durchaus erstaunlich ist. Mehr und mehr kommt man auch zu dem Schluss, dass die Rolle der TNAP im Knochen zwar einen wichtigen Bestandteil des Gesamtbildes ausmacht, dass es sich aber bei der Hypophosphatasie um eine Multisystemerkrankung handelt, die auch Symptome in anderen Organen und Geweben wie Niere, Intestinaltrakt, Muskulatur und im zentralen Nervensystem verursachen kann (Whyte, 2012; Berkseth et al., 2013; Millan and Whyte, 2016; Whyte, 2016; Bianchi et al., 2020; Vogt et al., 2020; Liedtke et al., 2020; Ohlebusch et al., 2020; Seefried et al., 2020). Insofern ist es wichtig, auch extraossäre Wirkungen der TNAP zu erforschen.

Die Erfahrungen der Enzymersatztherapie zeigen, dass Kinder, die mit dem rekombinanten Enzym behandelt wurden, eine teilweise sehr zügige Erholung ihrer muskulären Funktion erleben. Dies geschieht in einem Zeitraum, der viel zu kurz ist, als dass man diesen Effekt durch eine Stabilisierung des Knochens erklären könnte (Hofmann et al., 2015; Silva et al., 2012). Die Funktion der TNAP in der **Muskulatur** und an der neuromuskulären Endplatte ist somit ein wichtiges Forschungsthema. Auch hier spielt die purinerge Signalübertragung möglicherweise eine wichtige Rolle. Die klinischen muskuloskelettalen Leistungsspektren betroffener HPP-Patienten und ihre Änderung unter Therapie sprechen dafür, dass das Enzym TNAP hier eine bedeutende Rolle spielt (Genest et al., 2020). Weitere Analysen von Tiermodellen (Maus und Zebrafisch) und/oder zelluläre Untersuchungen mit Muskelzellkulturen sind hier sicherlich, zusätzlich zu Untersuchungen am Menschen, dringlich vonnöten. In diesem Sektor sind seither nur wenige grundlagenwissenschaftliche Publikationen erschienen, die sich mit der Muskelfunktion und -regeneration im Kontext der TNAP befassen (Arnò et al., 2019).

Die Tatsache, dass viele der schwerbetroffenen Kinder perinatal deutliche pulmonale Probleme aufweisen, lässt vermuten, dass die TNAP einen Einfluss auf die **Lungenreifung** haben könnte, wobei dies bislang nicht belegt ist. Eine Verzögerung der Lungenreifung und eine pulmonale Hypoplasie ist des Öfteren ein Faktor, der erhebliche intensivmedizinische Probleme aufwirft und der dazu führt, dass betroffene Kinder über längere Zeit am Respirator behandelt werden müssen und zum Teil eine Unterstützung der Atmung über Jahre benötigen. Es ist sicher sinnvoll, zelluläre und präklinische Versuche zur Funktion der TNAP bei der Entwicklung der Lunge durchzuführen, insbesondere zur Frage der Produktion von Surfactant-Faktor im Rahmen der Lungenreifung. Alternativ und möglicherweise auch gleichzeitig ist denkbar, dass die Atemhilfsmuskulatur, ähnlich wie die periphere Skelettmuskulatur, durch den Mangel an TNAP so beeinträchtigt ist, dass die Neugeborenen keine ausreichende Atemmechanik aufbringen können (Rodriguez et al., 2012; Whyte et al., 2012). Zu bedenken ist naturgemäß hier auch die Compliance des gesamten Thorax bzw. die Rippenanlage/Ausprägungsdefizite. Ursächliche Untersuchungen zu möglichen Gegenmaßnahmen wären extrem hilfreich bei der Betreuung der schwer Betroffenen in der perinatalen Situation, aber auch hier gab es in den letzten Jahren nur wenige publizierte Untersuchungen (Padidela et al., 2020).

Präklinische und experimentelle Untersuchungen sprechen dafür, dass die TNAP im **zentralen Nervensystem** wesentliche Funktionen übernimmt (Fonta et al., 2015). Neuere Studien zeigen signifikante Effekte einer TNAP-Defizienz im Rahmen einer HPP-Erkrankung für das Auftreten von Depressionen, Angsterkrankungen und des Erschöpfungssyndroms (Colazo et al., 2019; Durrough et al., 2021). Unsere eigenen Befunde und Veröffentlichungen würden sogar darauf hinweisen, dass bei völliger Abwesenheit von TNAP die Ausreifung des Gehirns maßgeblich gestört ist (Hofmann et al., 2013). Die experimentellen Befunde sprechen dafür, dass die Ausbildung von Nervenzellverbindungen zwischen Neuronen durch die TNAP moduliert wird, speziell die Reifung von Neuronen bei der neuronalen Differenzierung beschleunigt und die Länge der Fortsätze, die zur Kontaktaufnahme mit benachbarten Zellen gebildet werden, moduliert wird (Graser et al., 2015). Die Erforschung der Funktion der TNAP im zentralen Nervensystem wird dadurch erschwert, dass es wesentliche Unterschiede zwischen Maus und Mensch gibt. So findet man in der Maus eine weitestgehend diffuse Expression der TNAP im gesamten Gehirn, während beim Menschen bestimmte Schichten (Layer) der subcortikal organisierten Neuronen dezidiert TNAP-positiv sind (☞ auch Kap. 4.). Diese TNAP-positiven Neuronen befinden sich im Layer 4 und 5 des Neocortex, wo beispielsweise integrierende Leistungen für Einflüsse aus tiefer gelegenen Hirnzentren verarbeitet werden (Fonta et al., 2015). In den letzten Jahren wurde zudem damit begonnen, den Zebrafisch als Modell für die Hypophosphatasie zu etablieren, und erste vielversprechende Ergebnisse konnten bereits veröffentlich werden. Vor allem der Nachweis der Tnap (Zebrafisch-Variante von TNAP) in ventrikulären Bereichen, welche Regionen der Neurogenese darstellen, und der deutliche Einfluss von TNAP/Tnap-Inhibitoren auf die neuronale Entwicklung im Zebrafisch (Ohlebusch et al., 2020) werfen weitere spannende Forschungsfragen für die Zukunft auf. Purinerge Signalübertragung und das TNAP-Substrat PLP als Kofaktor von Enzymen spielen im ZNS eine wichtige Rolle, daher liegt es auf der Hand, der TNAP-Aktivität eine Bedeutung für verschiedene Funktionen des zentralen und peripheren Nervensystems zuzuschreiben, die über die Funktionen in der Entwicklung und über das bekannte Phänomen Pyridoxin-abhängiger Krampfanfälle hinausgehen. Speziell gibt es Hinweise zu Einflüssen auf den Metabolismus von Neurotransmittern wie Dopamin sowie von Purinen, welche bei der Schmerzwahrnehmung eine wesentliche Rolle spielen (Balasubramaniam et al., 2010; Burnstock, 2013; Del Puerto et al., 2013). Es ist anzunehmen, dass die Modulation des Neurotransmitter-Stoffwechsels auch Auswirkung auf Funktionen in den Hirnarealen hat, in denen TNAP exprimiert wird. Weitere Forschung in diesem Bereich würde die Entwicklung supportiver Therapiemaßnahmen für alle Patienten deutlich erleichtern, zumal im ZNS keine wesentliche Enzymersatzwirkung zu erwarten ist. Die TNAP wird auch mit **neurodegenerativen Erkrankungen** wie M. Alzheimer in Zusammenhang gebracht. Der Verlust des Enzyms aus der Zellmembran ist möglicherweise ein Kofaktor für die Krankheitsentwicklung (Pike et al., 2015; Kellet et al., 2011). Die Diskussion um die konkrete Rolle der TNAP im Krankheitsprozess ist allerdings noch offen, da noch nicht vollständig molekular geklärt werden konnte, wie das Enzym in die Pathogenese eingreift. Zudem ist eine TNAP-abhängige Aktivierung bestimmter muskarinerger Rezeptoren bekannt, welche letztendlich mit dem Tod der Nervenzelle einhergeht (Diaz-Hernandez et al., 2010). Auch das für die Pathogenese der Alzheimer-Erkrankung wichtige Tau-Protein wurde in diesem Zusammenhang als ein Substrat der TNAP beschrieben, die Dephosphorylierung des Proteins ist für dessen muskarinerge Wirkung notwendig. Die TNAP-Aktivität wurde bei PatientInnen mit Alzheimer-Erkrankung in bestimmten Gehirnarealen erhöht gefunden (Sebastián-Serrano et al., 2018). Es ist somit unbedingt erforderlich, dass die Erforschung des zentralen Nervensystems mit einem speziellen Blick auf die Rolle der TNAP bei der Funktion von Neuronen im Erwachsenengehirn weiter vorangetrieben wird.

Die Funktion der TNAP im **kardiovaskulären System** ist ebenso in vielen Aspekten ungeklärt. Die Rolle des Enzyms bei der Arteriosklerose ist hier von speziellem Interesse, sowohl was die Funktion bei der Kalzifizierung von Gefäßen anbelangt als auch den Beitrag zur **Entzündung**, die wiederum Arteriosklerose vorantreibt. Hier gibt es teilweise noch ungeklärte Interaktionen mit einer Reihe weiterer Moleküle, die das Mikromilieu von Zellen in Bezug auf anorganisches Phosphat (Pi) und Pyrophosphat (PPi) regulieren, wie z.B. ENPP1 (*ecto-nucleotide pyrophosphatase/phosphodiesterase family member 1*), ANKH (*progressive ankylosis protein homolog*), PHOSPHO1 (*phosphatase orphan 1*), PANX1 (*pannexin 1*) sowie CD39/ENTPDase 1 (*ectonucleoside triphosphate diphosphohydrolase 1*) und CD73/NT5E: (*ecto-5'-nucleotidase*) (Graser et al., 2020). Die komplexe Interaktion zwischen den involvierten Molekülen ist Gegenstand aktueller kardiovaskulärer Forschung und hat möglicherweise eine große Bedeutung für die Enzymersatztherapie bei HPP (Jin et al, 2016; Patel et al., 2018; Villa-Bellosta, 2019; Tani et al., 2020).

TNAP spielt auch bei **Entzündungen** eine sehr wichtige Rolle, die auch für die Klinik der HPP von großer Bedeutung ist. Sowohl die Akkumulation von Substraten als auch der Mangel an Produkten bei TNAP-Defizienz tragen zum Entzündungsgeschehen bei. Hypophosphatasie führt bekanntermaßen zur Akkumulation von PPi und fördert die Entstehung einer PPi-Kristallopathie, die ähnlich der Gicht eine Entzündung von Geweben induziert, sei es z.B. im Gelenk, im Knochen oder in der Muskulatur. Die Enzymaktivität der TNAP moduliert auch das Verhältnis von ATP zu Adenosin (über die Zwischenstufen ADP und AMP). Adenosinerge Rezeptoren haben eine antientzündliche Wirkung, während die Aktivierung von Rezeptoren für ATP proentzündlich wirkt. TNAP-Mangel bei HPP kann somit auch über die purinerge Signalübertragung eine entzündungsfördernde Wirkung haben. TNAP kann auch andere Substrate dephosphorylieren, die für die Induktion von Entzündung bedeutsam sind, wie z.B. LPS (Lipopolysaccharide von Bakterien), aber auch die bekannten Substrate Osteopontin und Pyridoxalphosphat (PLP) sind in entzündliche Signalkaskaden involviert. Diese relativ neuen Felder im breiten Spektrum der Enzymwirkungen der TNAP werden zunehmend von der Forschung erkannt und in verschiedensten Fragestellungen bearbeitet. Sie sind neben anderen Entitäten potentiell relevant für die Auseinandersetzung des Magen-Darm-Traktes mit dem Mikrobiom und für die Entstehung der chronischen Entzündung, die Insulinresistenz und Gewebealterung fördert, und sollten daher zukünftig in der Forschung von großem Interesse sein (Rader, 2017; Brichacek et al., 2019; Walden et al., 2019; Bessueille et al., 2020; Graser et al., 2020).

11.2. Bedeutung der TNAP bei der Mineralisierung und extraossären Verkalkungen

Mechanismen der Mineralisation im Knochen und in extraossären Geweben

Mineralisierung ist im Knochen ein absolut erwünschter Vorgang, der gerichtet vor sich gehen muss, der Stabilisierung des Gewebes dient und gleichzeitig ein Reservoir für Mobilisierung von Kalzium in Zeiten des Kalziummangels darstellt. Wenn Mineralisierung in extraossären Geweben und Organen vorkommt, so ist dies in der Regel ein Pathologie-verursachendes Ereignis. Die molekularen Mechanismen und die beteiligten Moleküle wurden bereits diskutiert (s. oben). Die klinisch relevantesten und wichtigsten Situationen pathologischer Verkalkung sind verkalkende Entzündungen wie beispielsweise Tendinitis calcarea und die Arteriosklerose bzw. die Atherosklerose mit entzündlicher Begleitreaktion. Hypophosphatasie-Patienten sollten theoretisch vor verkalkender Tendinitis und Arteriosklerose geschützt sein, da sie eine verminderte Produktion von anorganischem Phosphat aufweisen und damit eine Verminderung der Mineralisierung. Der Anstau pathologischer Phosphate kann jedoch auch dazu führen, dass zumindest entzündliche Kristallopathien vermehrt entstehen. Was jedoch die Syndrome vermehrter Hydroxylapatitbildung in extraossären Geweben anbelangt, so ist das Augenmerk auch bei der Therapie der Hypophosphatasie hierauf zu richten. Die Enzymersatztherapie bedingt natürlicherweise erhöhte Blutwerte an AP-Aktivität durch nicht am Knochen gebundene externe rekombinant hergestellte TNAP. So ist der Knochenanker in Asfotase alfa (Alexion Pharmaceuticals Inc., Cheshire, CT, USA) wahrscheinlich essentiell, um die knöchernen Auswirkungen der Enzymsubstitution zu realisieren. Wir wissen aber nichts darüber, was diese hohen Spiegel an TNAP in anderen peripheren Geweben und im Gefäßsystem bewirken. Die Arteriosklerose ist eine Situation, in der durch proinflammatorische Reize mesenchymale Vorläufer der Arterienwand stimuliert werden, sich zu Osteoblasten-ähnlichen Zellen zu entwickeln und lokal Mineralisierung zu verursachen. Im Extremfall ist in den atheromatösen Gefäßwandbezirken in den großen Gefäßen, die mit stark entzündlichen Erscheinungen einhergehen und auch entsprechend pathologisch veränderte Makrophagen beinhalten, sogar histologisch Knochen zu finden. Man muss bei der Therapie und bei der therapeutischen Modulation der TNAP diese gegebenenfalls pathologischen Auswirkungen einer übermäßigen Substitution (s. unten) oder Stimulation mit dem Enzym bedenken, da dies in Form von Off-target-Effekten wesentliche nicht erwünschte Reaktionen hervorrufen könnte. In den bisherigen klinischen Behandlungsdaten gibt es allerdings keine fassbaren Anhaltspunkte für eine derartige Nebenwirkung der Therapie. Diese Effekte treten ohnehin sicher nicht durch das Enzym alleine auf, sondern auf dem Hintergrund einer Reihe anderer disponierender Faktoren. Andererseits kann man beim Studium der hier geschilderten Mechanismen von Mineralisierung und Verkalkung in Gesundheit und Krankheit wichtige Erkenntnisse über die Modulierbarkeit dieser Prozesse gewinnen. Aus diesem Grund ist die Erforschung dieses Gebietes von extremer Relevanz. Hier können die Aufklärung der Mechanismen einer seltenen Erkrankung und deren Therapie neue Erkenntnisse möglicherweise zur Behandlung von Volkskrankheiten beitragen, wobei den unterschiedlichen, teilweise konkurrierenden Zielen für das Skelettsystem und das kardiovaskuläre System Rechnung getragen werden muss (Patel et al., 2019; Goettsch et al., 2020; Opdebeeck et al., 2020a; Opdebeeck et al., 2020b; Tani et al., 2020).

11.3. Therapie der Hypophosphatasie

Enzymersatztherapie

Die Enzymersatztherapie ist mit der Entwicklung und Markteinführung von Asfotase alfa einen riesigen Schritt weitergekommen und wir können heute das Leben schwerstbetroffener Kinder retten, die ansonsten perinatal verstorben wären. Weiterhin kann schwer betroffenen Kindern und Erwachsenen geholfen werden, sich besser zu entwickeln und besser leistungsfähig zu sein. Dennoch sind die oben erwähnten Probleme einer langfristigen hochdosierten Therapie mit rekombinantem Enzym nicht zu vernachlässigen, so dass auch die Verbesserung der Enzymersatztherapie ein wichtiges Forschungsgebiet bleiben sollte. Zum einen sollte man den Mechanismus der Zielfindung des Moleküls optimieren und vor allen Dingen erforschen, welche Auswirkungen eine Langzeitanwendung des Enzyms für die verschiedensten pathologischen Situationen und extraskelettalen Gewebe haben kann, angefangen von der muskulären Erschöpfbarkeit und verlängerten Regeneration über vaskuläre Effekte bis hin zu degenerativen zentralnervösen Erkrankungen. Hierbei eröffnen sich doch einige Möglichkeiten, die zum Teil bereits in Erforschung sind.

Einsatz von Isoformen der Alkalischen Phosphatase zur Enzymersatztherapie

Neuere Forschungen ergeben, dass künstliche "Designer-Isoformen" der Alkalischen Phosphatase möglicherweise zukünftige alternative Weiterentwicklungen zur jetzt zugelassenen Enzymersatztherapie mit Asfotase alfa bieten könnten. So konnte in einem Mausmodell gezeigt werden, dass ein chimäres Molekül aus der flexiblen Crown-Domäne der humanen plazentalen Isoform kombiniert mit dem humanen intestinalen Enzym ausgezeichnete Wirkeigenschaften für die Enzymtherapie hat (Gasque et al., 2015). Die ChimAP verbesserte das Überleben, die Knochenmineralisierung, verhinderte Kraniosynostosen und erzeugte keine extraossären Verkalkungen. Hierbei könnte man noch viele Variationen von Designer-Enzymen testen, mit dem Ziel, das optimale Profil in Bezug auf ossäre und extraossäre Effekte und für eine langfristige Enzymersatztherapie zu finden.

Genkorrektur

Die Korrektur der Sequenz des *ALPL*-Gens durch Gentherapie ist selbstverständlich eine sehr wichtige Möglichkeit, diese seltene erbliche Erkrankung zu heilen. Dieses Vorgehen unterliegt den Problemen einer Gentherapie im Allgemeinen. Phänomene wie die Entstehung von Krebs als Konsequenz einer falschen Insertion der korrigierten Gensequenz in das Genom des Patienten haben zu erheblichen Rückschlägen in diesem Feld geführt. Insofern ist die Limitation bei dem Versuch der Korrektur durch Gentherapie nicht in dem technischen Herstellen eines geeigneten Genkonstrukts zu finden, sondern eher in der Problematik, dass keine geeigneten Genfähren zur Verfügung stehen, auch eine Vielzahl von somatischen Zellen für die Gentherapie zu erreichen. Abhängig von der Entwicklung auf diesem Gebiet wäre denkbar, dass auch für die Hypophosphatasie eine Heilung durch Genkorrektur ins Auge gefasst werden kann. Insbesondere lassen neue Entwicklungen des "Genetic Engineering" hier Hoffnungen aufkommen, kontrolliert in die codierenden Sequenzen einzugreifen und z.B. somatische Stammzellen genetisch zu verändern. Das CRISPR-Cas-System wird diesbezüglich derzeit sehr intensiv erforscht und auch in die HPP-Forschung einbezogen (Nakamura-Takshashi et al., 2020; Nakano et al., 2019; Iijima et al., 2015).

Supportive Therapie bei milden Formen der Hypophosphatasie

Viele milde Formen der Hypophosphatasie werden klinisch oft nur mit weniger kritischen und eindeutigen Symptomen manifest oder verursachen teilweise nur in Zeiten der Herausforderung an das "System" entsprechende Symptome. Interessanterweise äußert sich dies typischerweise nicht in Form von Knochenproblemen, sondern vorwiegend durch muskuläre Erschöpfbarkeit und Schwäche sowie unspezifische muskuloskelettale Schmerzen und teilweise auch gastrointestinale Probleme. Es sind dahingehend verschiedene Mechanismen vorstellbar, durch welche die verbleibende Enzymfunktion vor Ort verstärkt, aber auch jenseits der Enzymaktivität die Symptomatik gelindert werden kann. So wird die Verstoffwechselung der TNAP eingeleitet durch die proteolytische Spaltung der Membranverankerung, die wahrscheinlich durch Phospholipasen bewerkstelligt wird. Entsprechende Hemmung der Phospholipasen würde bewirken, dass die Enzyme länger an der Zellmembran verbleiben und damit effizienter wirken.

11.4. Zusammenfassung

Die Felder der Weiterentwicklung des Wissens über die HPP und die Funktion der TNAP sind weiterhin von hohem Interesse, sowohl für die seltene Erkrankung HPP als auch für andere Erkrankungen, die teilweise Volkserkrankungen sind, vor allem die altersassoziierten degenerativen Erkrankungen des muskuloskelettalen Systems und des Nervensystems. Es ist zu erwarten, dass im nächsten Jahrzehnt wesentliche Fortschritte gemacht werden können im Hinblick auf die Enzymersatztherapie, die Korrektur des Enzymdefektes oder aber die Unterstützung einer verbleibenden Enzymaktivität bei milderen Erkrankungen.

11.5. Literatur

Arnò, B., Galli, F., Roostalu, U., Aldeiri, B. M., Miyake, T., Albertini, A., Bragg, L., Prehar, S., McDermott, J. C., Cartwright, E. J., and Cossu, G. (2019). TNAP limits TGF-α-dependent cardiac and skeletal muscle fibrosis by inactivating the SMAD2/3 transcription factors. Journal of cell science, *132(15)*, jcs234948.

Balasubramaniam, S., Bowling, F., Carpenter, K., Earl, J., Chaitow, J., Pitt, J., Mornet, E., Sillence, D., and Ellaway, C. (2010). Perinatal hypophosphatasia presenting as neonatal epileptic encephalopathy with abnormal neurotransmitter metabolism secondary to reduced cofactor pyridoxal-5'-phosphate availability. J Inherit Metab Dis *33 Suppl 3*, S25-33.

Berkseth, K.E., Tebben, P.J., Drake, M.T., Hefferan, T.E., Jewison, D.E., and Wermers, R.A. (2013). Clinical spectrum of hypophosphatasia diagnosed in adults. Bone *54*, 21-27.

Bessueille, L., Briolay, A., Como, J., Mebarek, S., Mansouri, C., Gleizes, M., El Jamal, A., Buchet, R., Dumontet, C., Matera, E. L., Mornet, E., Millan, J. L., Fonta, C., and Magne, D. (2020). Tissue-nonspecific alkaline phosphatase is an anti-inflammatory nucleotidase. Bone, *133*, 115262.

Bianchi, M. L., Bishop, N. J., Guañabens, N., Hofmann, C., Jakob, F., Roux, C., Zillikens, M. C., and Rare Bone Disease Action Group of the European Calcified Tissue Society (2020). Hypophosphatasia in adolescents and adults: overview of diagnosis and treatment. Osteoporosis international: a journal established as result of cooperation between the European Foundation for Osteoporosis and the National Osteoporosis Foundation of the USA, *31(8)*, 1445–1460.

Brichacek, A. L., Benkovic, S. A., Chakraborty, S., Nwafor, D. C., Wang, W., Jun, S., Dakhlallah, D., Geldenhuys, W. J., Pinkerton, A. B., Millán, J. L., and Brown, C. M. (2019). Systemic inhibition of tissue-nonspecific alkaline phosphatase alters the brain-immune axis in experimental sepsis. Scientific reports, *9(1)*, 18788.

Burnstock, G. (2013). Purinergic mechanisms and pain – an update. European journal of pharmacology *716*, 24-40.

Colazo, J. M., Hu, J. R., Dahir, K. M., and Simmons, J. H. (2019). Neurological symptoms in Hypophosphatasia. Osteoporosis international: a journal established as result of cooperation between the European Foundation for Osteoporosis and the National Osteoporosis Foundation of the USA, *30(2)*, 469–480.

Del Puerto, A., Wandosell, F., and Garrido, J.J. (2013). Neuronal and glial purinergic receptors functions in neuron development and brain disease. Front Cell Neurosci *7*, 197.

Durrough, C., Colazo, J. M., Simmons, J., Hu, J. R., Hudson, M., Black, M., de Riesthal, M., and Dahir, K. (2021). Characterization of physical, functional, and cognitive performance in 15 adults with hypophosphatasia. Bone, *142*, 115695.

Fonta, C., Barone, P., Rodriguez Martinez, L., and Negyessy, L. (2015). Rediscovering TNAP in the Brain: A Major Role in Regulating the Function and Development of the Cerebral Cortex. Subcell Biochem *76*, 85-106.

Genest, F., Rak, D., Petryk, A., and Seefried, L. (2020). Physical Function and Health-Related Quality of Life in

Adults Treated With Asfotase Alfa for Pediatric-Onset Hypophosphatasia. JBMR plus, *4(9)*, e10395.

Goettsch, C., Strzelecka-Kiliszek, A., Bessueille, L., Quillard, T., Mechtouff, L., Pikula, S., Canet-Soulas, E., Millan, J.L., Fonta, C., and Magne, D. (2020). TNAP as a therapeutic target for cardiovascular calcification - a discussion of its pleiotropic functions in the body. Cardiovascular research, cvaa299.

Graser, S., Mentrup, B., Schneider, D., Klein-Hitpass, L., Jakob, F., and Hofmann, C. (2015). Overexpression of tissue-nonspecific alkaline phosphatase increases the expression of neurogenic differentiation markers in the human SH-SY5Y neuroblastoma cell line. Bone *79*, 150-161.

Graser, S. Liedtke, D., and Jakob, F. (2020). TNAP as a New Player in Chronic Inflammatory Conditions and Metabolism. Int. J. Mol. Sci. 2021, *22*, 919.

Hofmann, C., Jakob, F., Seefried, L., Mentrup, B., Graser, S., Plotkin, H., Girschick, H.J., and Liese, J. (2015). Recombinant Enzyme Replacement Therapy in Hypophosphatasia. Subcell Biochem *76*, 323-341.

Hofmann, C., Liese, J., Schwarz, T., Kunzmann, S., Wirbelauer, J., Nowak, J., Hamann, J., Girschick, H., Graser, S., Dietz, K., *et al.*(2013). Compound heterozygosity of two functional null mutations in the ALPL gene associated with deleterious neurological outcome in an infant with hypophosphatasia. Bone *55*, 150-157.

Iijima, O., Miyake, K., Watanabe, A., Miyake, N., Igarashi, T., Kanokoda, C., Nakamura-Takahashi, A., Kinoshita, H., Noguchi, T., Abe, S., Narisawa, S., Millán, J.L., Okada, T., and Shimada, T. (2015). Prevention of Lethal Murine Hypophosphatasia by Neonatal Ex Vivo Gene Therapy Using Lentivirally Transduced Bone Marrow Cells, Hum Gene Ther *26(12)*, 801-812.

Jin, H., St Hilaire, C., Huang, Y., Yang, D., Dmitrieva, N. I., Negro, A., Schwartzbeck, R., Liu, Y., Yu, Z., Walts, A., Davaine, J. M., Lee, D. Y., Donahue, D., Hsu, K. S., Chen, J., Cheng, T., Gahl, W., Chen, G., and Boehm, M. (2016). Increased activity of TNAP compensates for reduced adenosine production and promotes ectopic calcification in the genetic disease ACDC. Science signaling, *9(458)*, ra121.

Liedtke, D., Hofmann, C., Jakob, F., Klopocki, E., and Graser, S. (2020). Tissue-Nonspecific Alkaline Phosphatase-A Gatekeeper of Physiological Conditions in Health and a Modulator of Biological Environments in Disease. Biomolecules, *10(12)*, 1648.

Millán, J. L., and Whyte, M. P. (2016). Alkaline Phosphatase and Hypophosphatasia. Calcified tissue international, 98(4), 398–416.

Nakamura-Takahashi, A., Tanase, T., Matsunaga, S., Shintani, S., Abe, S., Nitahara-Kasahara, Y., Watanabe, A., Hirai, Y., Okada, T., Yamaguchi, A., and Kasahara, M. (2020). High-Level Expression of Alkaline Phosphatase by Adeno-Associated Virus Vector Ameliorates Pathological Bone Structure in a Hypophosphatasia Mouse Model, Calcif Tissue Int *106(6)*, 665-677.

Nakano, C., Kitabatake, Y., Takeyari, S., Ohata, Y., Kubota, T., Taketani, K., Kogo, M., and Ozono, K. (2019). Genetic correction of induced pluripotent stem cells mediated by transcription activator-like effector nucleases targeting ALPL recovers enzyme activity and calcification in vitro, Mol Genet Metab *127(2)*, 158-165.

Ohlebusch, B., Borst, A., Frankenbach, T., Jakob, F., Klopocki, E., Liedtke, D., and Graser, S. (2020). Investigation of *alpl* expression and Tnap-activity in zebrafish implies conserved functions during skeletal and neuronal development. Sci Rep *10*, 13321.

Opdebeeck, B., Neven, E., Millán, J. L., Pinkerton, A. B., D'Haese, P. C., and Verhulst, A. (2020). Pharmacological TNAP inhibition efficiently inhibits arterial media calcification in a warfarin rat model but deserves careful consideration of potential physiological bone formation/mineralization impairment. Bone, *137*, 115392.

Opdebeeck, B., D'Haese, P. C., and Verhulst, A. (2020). Inhibition of tissue non-specific alkaline phosphatase; a novel therapy against arterial media calcification?. The Journal of pathology, *250(3)*, 248–250.

Padidela, R., Yates, R., Benscoter, D., McPhail, G., Chan, E., Nichani, J., Mughal, M. Z., Myer, C., 4th, Narayan, O., Nissenbaum, C., Wilkinson, S., Zhou, S., and Saal, H. M. (2020). Characterization of tracheobronchomalacia in infants with hypophosphatasia. Orphanet journal of rare diseases, *15(1)*, 204.

Patel, J. J., Zhu, D., Opdebeeck, B., D'Haese, P., Millán, J. L., Bourne, L. E., Wheeler-Jones, C., Arnett, T. R., MacRae, V. E., and Orriss, I. R. (2018). Inhibition of arterial medial calcification and bone mineralization by extracellular nucleotides: The same functional effect mediated by different cellular mechanisms. Journal of cellular physiology, *233(4)*, 3230–3243.

Patel, J. J., Bourne, L. E., Davies, B. K., Arnett, T. R., MacRae, V. E., Wheeler-Jones, C. P., &Orriss, I. R. (2019). Differing calcification processes in cultured vascular smooth muscle cells and osteoblasts. Experimental cell research, *380(1)*, 100–113.

Rader B. A. (2017). Alkaline Phosphatase, an Unconventional Immune Protein. Frontiers in immunology, *8*, 897.

Rodriguez, E., Bober, M.B., Davey, L., Zamora, A., Li Puma, A.B., Chidekel, A., and Shaffer, T.H. (2012). Respiratory mechanics in an infant with perinatal lethal hypophosphatasia treated with human recombinant enzyme replacement therapy. Pediatric pulmonology *47*, 917-922.

Sebastián-Serrano, Á., de Diego-García, L., and Díaz-Hernández, M. (2018). The Neurotoxic Role of Extracellular Tau Protein. International journal of molecular sciences, *19(4)*, 998.

Seefried L, Dahir K, Petryk A et al. (2020). Burden of Illness in Adults with Hypophosphatasia: Data from the Global Hypophosphatasia Patient Registry. J Bone Miner Res. doi: 10.1002/jbmr.4130

Silva, I., Castelao, W., Mateus, M., and Branco, J.C. (2012). Childhood hypophosphatasia with myopathy: clinical report with recent update. Acta reumatologica portuguesa *37*, 92-96.

Tani, T., Fujiwara, M., Orimo, H., Shimizu, A., Narisawa, S., Pinkerton, A. B., Millán, J. L., and Tsuruoka, S. (2020). Inhibition of tissue-nonspecific alkaline phosphatase protects against medial arterial calcification and improves survival probability in the CKD-MBD mouse model. The Journal of pathology, *250(1)*, 30–41.

Villa-Bellosta R. (2019). ATP-based therapy prevents vascular calcification and extends longevity in a mouse model of Hutchinson-Gilford progeria syndrome. Proceedings of the National Academy of Sciences of the United States of America, *116(47)*, 23698–23704.

Vogt, M., Girschick, H., Schweitzer, T., Benoit, C., Holl-Wieden, A., Seefried, L., Jakob, F., and Hofmann, C. (2020). Pediatric hypophosphatasia: lessons learned from a retrospective single-center chart review of 50 children. Orphanet journal of rare diseases, *15(1)*, 212.

Walden, M., Tian, L., Ross, R. L., Sykora, U. M., Byrne, D. P., Hesketh, E. L., Masandi, S. K., Cassel, J., George, R., Ault, J. R., El Oualid, F., Pawlowski, K., Salvino, J. M., Eyers, P. A., Ranson, N. A., Del Galdo, F., Greenberg, R. A., and Zeqiraj, E. (2019). Metabolic control of BRISC-SHMT2 assembly regulates immune signalling. Nature, *570(7760)*, 194–199.

Whyte, M.P., Greenberg, C.R., Salman, N.J., Bober, M.B., McAlister, W.H., Wenkert, D., Van Sickle, B.J., Simmons, J.H., Edgar, T.S., Bauer, M.L., *et al.* (2012). Enzyme-replacement therapy in life-threatening hypophosphatasia. The New England journal of medicine *366*, 904-913.

Whyte M. P. (2016). Hypophosphatasia - aetiology, nosology, pathogenesis, diagnosis and treatment. Nature reviews. Endocrinology, *12(4)*, 233–246.

12. Selbsthilfeorganisationen und Adressen

Gerade bei seltenen Erkrankungen kommt der Selbsthilfe eine entscheidende Bedeutung zu, nicht zuletzt da es zu vielen dieser Erkrankungen nur wenig frei verfügbare Literatur gibt. Häufig handelt es sich dabei um englischsprachige Fachartikel oder um kurze, allgemein gehaltene Zusammenfassungen in Lehrbüchern.

Wenn Menschen mit einer seltenen Erkrankung nach einer oft längeren Odyssee durch Praxen und Kliniken schließlich eine korrekte Diagnose erhalten, ist ihr Informationsbedarf in der Regel sehr hoch. Sowohl erwachsene Betroffene als auch Eltern möchten wissen, was sie erwartet. Mit anderen Worten: Sie erwarten Antworten auf die Fragen, wie sich die Krankheit zukünftig auf ihr Leben auswirken wird, was sie selbst prophylaktisch zur Milderung ihrer Symptome tun können bzw. wie andere Betroffene mit den vorhandenen physischen wie psychosozialen Problemen umgehen. Hier kommt die Selbsthilfe ins Spiel: Sie versucht zunächst die Betroffenen zwecks gegenseitiger Unterstützung zueinander zu bringen und ihre Mitglieder mit möglichst vielen hilfreichen Informationen zu versorgen.

Ein deutlicher Unterschied zur Selbsthilfe im Bereich der sogenannten Volkskrankheiten liegt allerdings erstens darin, dass bei einer seltenen Erkrankung der nächste bekannte Patient unter Umständen hunderte Kilometer weit entfernt lebt. Zweitens wissen die Betroffenen oft gar nichts voneinander, da es nur selten spezialisierte Zentren gibt, an denen eine kritische Anzahl an Patienten betreut wird. Und drittens sind seltene Erkrankungen häufig auch Jahrzehnte nach ihrer Erstbeschreibung noch vergleichsweise wenig erforscht, was es sowohl für die betreuenden Ärztinnen und Ärzte als auch für die Patientenvertreter schwierig macht, den Betroffenen konkrete, auf Evidenz basierende Ratschläge zu erteilen.

Vor diesem Hintergrund hat sich die europäische Hypophosphatasie-Selbsthilfe seit 2004 vor allem auf die folgenden Handlungsfelder konzentriert.

12.1. Handlungsfelder

Klassische Selbsthilfearbeit

Nachdem die Rolle der Alkalischen Phosphatasen für verschiedenste Stoffwechselprozesse lange Zeit unterschätzt wurde, bedarf es unter Umständen mehrerer Anläufe, bis die Betroffenen die Diagnose Hypophosphatasie erhalten. Anschließend sehen sie sich mit der Tatsache konfrontiert, dass es sich dabei um eine erbliche, nur indirekt behandelbare Erkrankung handelt, deren Verlauf schwer prognostizierbar ist. Es entstehen körperliche Einschränkungen durch chronische schmerzhafte Entzündungsreaktionen, Muskelschwäche, ein Fatigue-Syndrom und/oder Frakturen. Millán et al. haben außerdem in ALPL-Knockout-Mäusen eine gestörte Synthese von Serotonin, Dopamin und GABA festgestellt (Millán et al., 2008), was gemeinsam mit den fortschreitenden physischen Beeinträchtigungen zu Stimmungseintrübungen, bis hin zu depressiven Verstimmungen, führen kann. Hinzu kommt die bereits erwähnte Isolation der Hypophosphatasie-Patienten, die somit auf lokaler Ebene kaum Möglichkeiten zum Austausch mit anderen Betroffenen haben. Hier muss die Selbsthilfe ansetzen und den Patienten Ängste nehmen, sie kompetent aufklären sowie den Erfahrungsaustausch befördern – und zwar sowohl innerhalb der Patienten-Community als auch zwischen den Betroffenen, der Ärzteschaft und der Forschung.

Zusammenführung fachlicher Expertisen

Dieser Vernetzung sämtlicher Akteure kommt in der Tat eine nicht zu unterschätzende Bedeutung zu. Auf der einen Seite steht dabei die Zusammenführung und Bündelung unterschiedlicher fachlicher Expertisen, die bei der Betreuung von Menschen mit einer multi-systemischen Erkrankung wie der Hypophosphatasie erforderlich sind. Gemeint sind hier nicht nur die Ärztinnen und Ärzte der beteiligten Fachdisziplinen (Endokrinologie/Osteologie, Orthopädie, Zahnmedizin, pädiatrische Neurochirurgie, Nephrologie, Ophthalmologie und bei Bedarf Psychotherapie), sondern auch alle Akteure, die sich in der Grundlagenforschung engagieren – allen voran im Bereich Biologie.

Nutzbarmachung persönlicher Erfahrung

Zum anderen dient die Zusammenführung der Betroffenenfamilien nicht alleine der gegenseitigen moralischen Unterstützung, sondern generiert zugleich neue Erkenntnisse. Obwohl die Hypophosphatasie ein außergewöhnlich heterogenes klinisches Bild aufweist, treten im zwanglosen persönlichen Austausch zwischen den Betroffenen immer wieder überraschende Gemeinsamkeiten zutage, die in einem Anamnesegespräch üblicherweise nicht abgefragt werden bzw. den Patienten nicht relevant genug erscheinen. Hier ist es die Aufgabe der Selbsthilfe, diese Beobachtungen in einen konstruktiven Dialog mit den medizinischen und wissenschaftlichen Experten einzubringen. Auf diese Weise kann die umfangreiche Erfahrung der Patienten nutzbar gemacht werden und im Idealfall sogar bislang unbekannte Symptome offenbaren bzw. nachfolgend den Anlass für neue Forschungsprojekte liefern.

Dialog mit Akteuren im Gesundheitssystem

Ähnlich verhält es sich mit dem Dialog zwischen der Selbsthilfe und den weiteren Akteuren im Gesundheitssystem – wobei hier die Herangehensweise sogar noch patientenzentrierter sein muss. Im Umgang mit den Herstellern von Arzneimitteln, Medizinprodukten und Hilfsmitteln (z.B. Orthopädietechnik) wird in Europa traditionell auf eine strikte Wahrung der Neutralität geachtet. Das erklärte Ziel der Selbsthilfe ist es vielmehr, gemeinsam mit den ausgewiesenen Hypophosphatasie-Experten geeignete therapeutische Maßnahmen für die Betroffenen zu finden und zugänglich zu machen bzw. Unternehmen ganz allgemein für die spezifischen Bedürfnisse der Patienten zu sensibilisieren.

Forschungsförderung

Eine enge Zusammenarbeit zwischen Patientenorganisationen und Fachkreisen hat sich auch im Bereich der Forschungsförderung bewährt. Aus Patientensicht kann diese auf unterschiedlichen Ebenen erfolgen, zum einen durch den bereits beschriebenen Dialog, der den ärztlichen und wissenschaftlichen Experten regelmäßig ein Feedback darüber liefert, welche Probleme bei den Betroffenen bestehen und welche eigenen Strategien sie dagegen entwickelt haben. Zum zweiten lassen sich aus den Reihen der Mitglieder immer wieder Freiwillige für Untersuchungen und Studien rekrutieren, die ein ureigenes Interesse an der Gewinnung neuer Erkenntnisse über ihre Erkrankung haben. Drittens kann eine Forschungsförderung auch rein materiell erfolgen, etwa in Form von Stipendien oder frei verwendbaren Drittmittelzuwendungen.

12.2. Zusammenfassung

Aus Sicht der europäischen Hypophosphatasie-Selbsthilfe hat sich der in den vergangenen Jahren praktizierte Dialog zwischen Betroffenen, Ärzteschaft und Forschung gut bewährt. Und zwar vor allem, weil es sich dabei um einen Austausch auf Augenhöhe handelt, bei dem jeder Partner seine eigenen Kompetenzen einbringt und zugleich die der anderen anerkennt. Das oft zitierte Phänomen, dass Patienten mit einer seltenen Erkrankung nicht selten zu "Experten in eigener Sache" werden, trifft auch auf die Hypophosphatasie zu. Entsprechend aufbereitet ergänzt ihre Perspektive das bestehende Bild und liefert Hinweise auf eventuell vorhandenen Forschungsbedarf. Im Gegenzug erhalten die Betroffenen umgehend Kenntnis über neueste Forschungsergebnisse, aktuelle Therapieoptionen und haben zusätzlich die Möglichkeit, selbst an neuen Projekten und Studien mitzuwirken.

Diese auf gegenseitiger Wertschätzung beruhende Kooperation ist für Hypophosphatasie-Betroffene besonders wichtig, da viele von ihnen über einen längeren Zeitraum ohne abschließende Diagnose leben mussten und zudem im Alltag in ihrer Lebensqualität deutlich eingeschränkt sind.

12.3. Internetadressen

- www.hypophosphatasia.org
  Link zu allen internationalen Selbsthilfeorganisationen
- www.hypophosphatasie.net
  Weiterführende Informationen für Patienten (auf Deutsch):
- https://de.groups.yahoo.com/group/hypophosphatasie
  Geschlossene Mailingliste nur für Betroffene (auf Deutsch)
- Auf Facebook gibt es mit "Forum Hypophosphatasie" eine geschlossene Gruppe nur für deutschsprachige Betroffene

12.4. Literatur

Millán, J.L., Narisawa, S., Lemire, I., Loisel, T.P., Boileau, G., Leonard, P., Gramatikova, S., Terkeltaub, R., Camacho, N.P., McKee, M.D., Crine, P., Whyte, M.P. (2008). Enzyme replacement therapy for murine hypophosphatasia. J Bone Miner Res *23*, 777-87

Index

N

O

P

R

S

T

V

W

Z